# 作者寄语

我把这本书送给饱受病痛折磨的人士，

它可以使您走出求医问药的误区，康复如初；

我把这本书送给所有爱美的女士，

它可以驱散您心头的阴霾，把健康的容颜挂在脸上；

我把这本书送给痴迷中医的初学者，

它用通俗易懂的理论解答您的迷惘和困惑；

我把这本书送给临床医生，

用它来正确地引导您的患者，更好地配合治疗；

我把这本书送给一切热爱生活、

热爱养生的朋友，祝愿您永葆青春、健康、快乐！

人体内经图

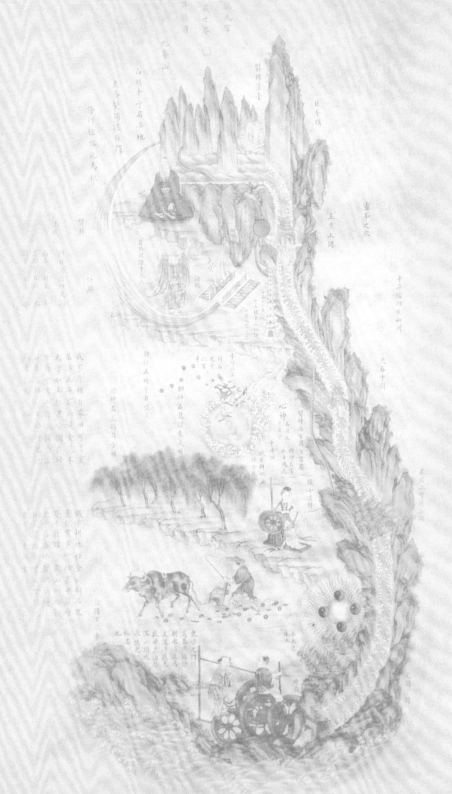

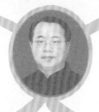

赵红军/著

养和生谐

# 中医不是传说

## 【上篇】

〖救治于后，不若摄养于先〗

北京中医药大学特聘临床专家对您的忠告！

学苑出版社

**图书在版编目（CIP）数据**

和谐养生·上篇／赵红军著.—北京：学苑出版社，
2010.10（2020.1 重印）

（中医养生精华读本）

ISBN 978-7-5077-3651-9

Ⅰ.①和… Ⅱ.①赵… Ⅲ.①养生（中医）-基本知识
Ⅳ.①R212

中国版本图书馆 CIP 数据核字（2010）第 192742 号

责任编辑：付国英
出版发行：学苑出版社
社　　　址：北京市丰台区南方庄 2 号院 1 号楼
邮政编码：100079
网　　　址：www.book001.com
电子信箱：xueyuanpress@163.com
电　　　话：010-67603091（总编室）、010-67601101（销售部）
经　　　销：新华书店
印　刷　厂：北京市京宇印刷厂
开本尺寸：787×960　1/16
印　　　张：17
字　　　数：250 千字
版　　　次：2012 年 1 月第 1 版第 1 次修订
　　　　　　2014 年 10 月第 1 版第 2 次修订
印　　　次：2020 年 1 月第 4 次印刷
定　　　价：68.00 元

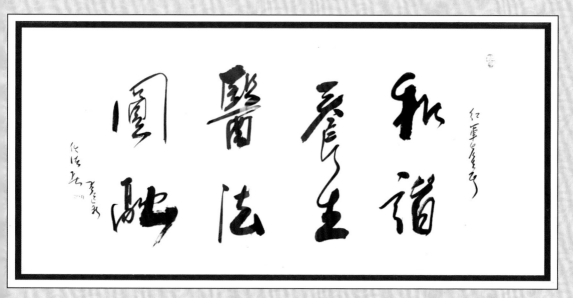

道教协会主席任法融道长题字

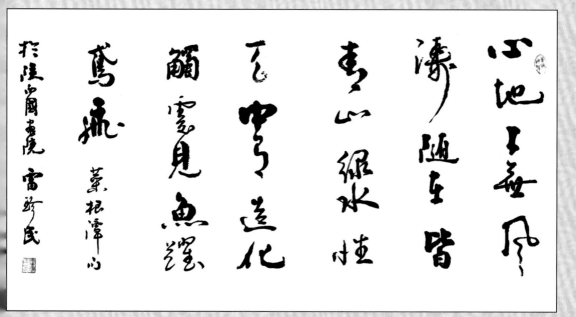

陕西省书法协会主席雷珍民先生赠书

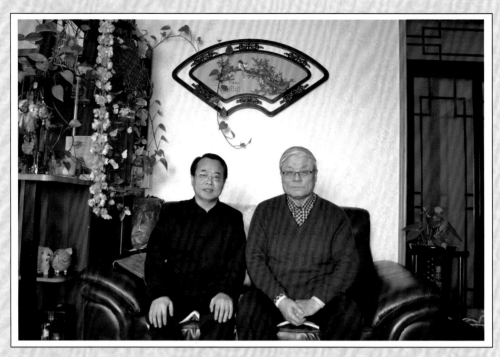

作者与苏礼老师合影

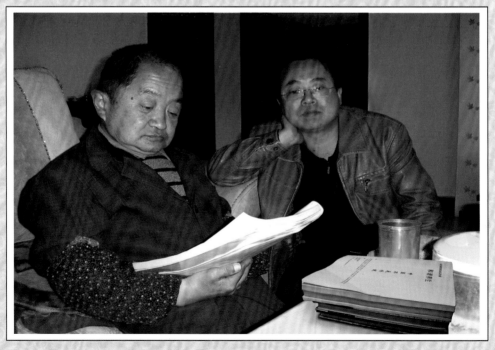

作者与孙曼之老师合影

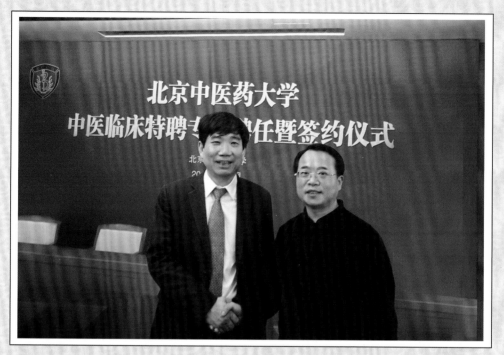

作者与北京中医药大学徐安龙校长合影

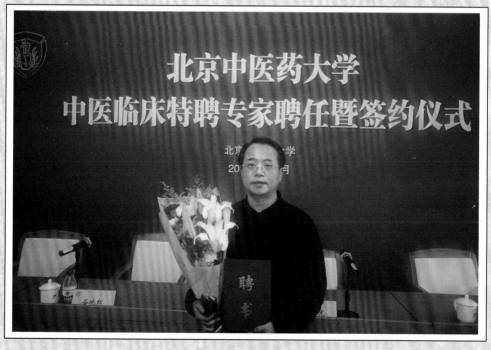

北京中医药大学中医临床特聘专家

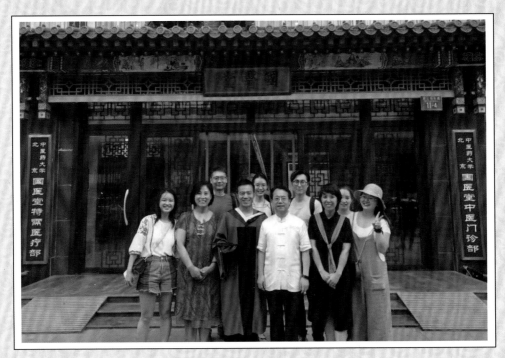

北京中医药大学国医堂带教研究生

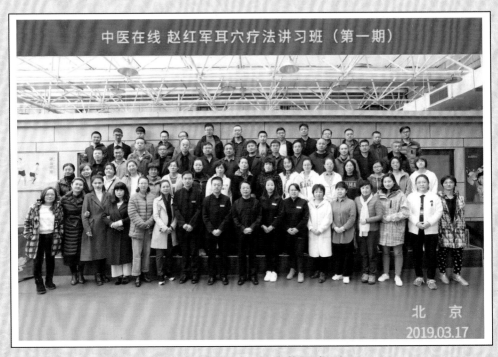

中医在线耳穴培训学员合影

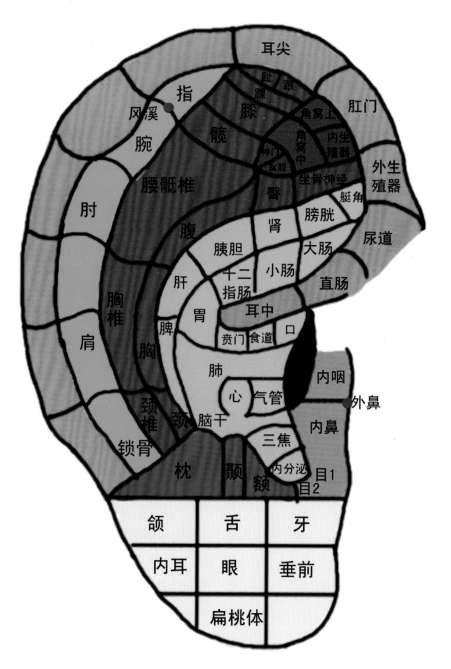

耳穴分区示意图

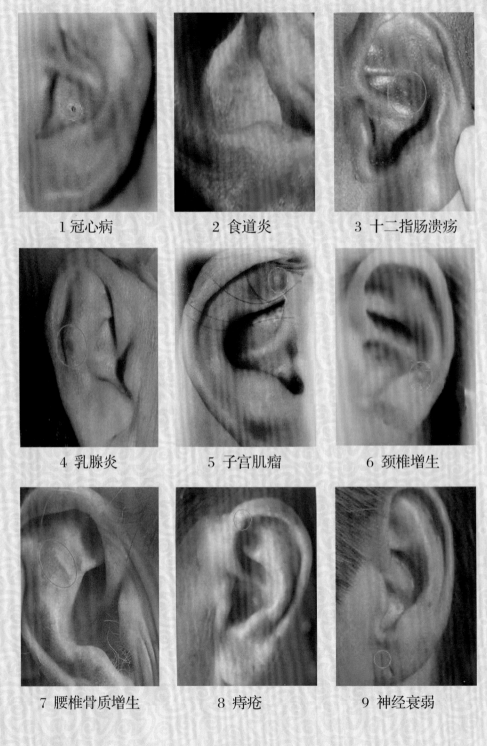

1 冠心病　　　　2 食道炎　　　　3 十二指肠溃疡

4 乳腺炎　　　　5 子宫肌瘤　　　　6 颈椎增生

7 腰椎骨质增生　　　8 痔疮　　　　9 神经衰弱

**耳诊图**

# 苏 序

## 事如积薪　后来居上

日前，我的学生赵红军医师送来他最近杀青的书稿，请我写一篇序文。看着这部名为《和谐养生——中医不是传说》的沉甸甸的书稿，历历往事油然浮上心头。

20 世纪 80 年代末，在我执教的中医基础理论、方剂学等课堂上，一位善于思考、勇于提问、悟性极高的青年学子逐渐引起了我的注意，他就是赵红军。后来得知，赵红军的家乡在周文王与太姒夫人爱情故事的发生地——合阳。1989 年，赵红军高中毕业后，因为众所周知的政治原因，他未能如愿像他的两位兄长那样进入北大和清华深造，不得已改学中医。他曾经写了一封信，向我诉说心中的苦闷。我随即回了一封信，以"脱颖而出"的成语为喻，告诉他志学中医、必有大用的道理。未曾想，这封极其普通的信件，竟成了影响红军后来在中医学术上不断发展的动力，成了我与红军 20 年师生情谊的见证。

"云山苍苍，江水泱泱，老师之恩，山高水长"。受传统文化的熏陶，赵红军有着深厚的尊师重道情结。1992 年教师节来临之际，赵红军以深切的感恩之情，撰写了《山高水长老师恩》一文。文中说："学无止境，医海无涯，百花园中，姹紫嫣红，离不开园丁的辛勤培育，也正因为古今多少这样的师徒情谊，人类文明才得以薪火相传到今天。"这篇文章在《合阳报》发表后，旋即被国内多家媒体转载，在中医界一度传为佳话。

赵红军在20年学医行医的过程中，勤求古训，博采众方，不拘门户之见，坚持临床实践，理论和经验都有了很大的提高。他不仅能自如地应对胃病、风湿病、颈椎病、腰椎病、神经衰弱、乳腺增生、妇科经带等病症，在运用针灸治疗中风等疑难、危重症方面，也积累了丰富的经验，取得了骄人的成绩。仅1992~2009年间，经他治愈的各种中风偏瘫患者就达数百名之多。山西省襄汾县一位中风偏瘫患者，不远千里找红军治疗，患者被担架抬着而来，最后自己行走而归；合阳县行家堡李氏老太太，患重症脑出血，经红军用醒脑开窍针法配合药物治疗40余日，终获痊愈；陕西省著名科学家李立科的助手患脑出血偏瘫，多方治疗效果不好，后经赵红军治疗，疗效卓著，李立科对此大加赞赏，予以鼓励。《新华社经济信息》《合阳报》分别以"修补生命方舟的人、你一定要爱'她'"为题，对此事加以报道，在当地产生了很大的影响。

赵红军在中医养生保健方面，也有许多独到的感悟和体会。他根据自己多年的临床实践，总结出了人体的十大保健穴位：合谷、内关、风池、神阙、气海、命门、足三里、阳陵泉、三阴交、涌泉。这对掌握经穴养生的要点，无疑大有裨益。赵红军曾写过《一生淡泊养心机》一文，他认为"养心是养生的最高境界，养生最重要的莫过于养心，而养心的关键就是要不断维护和发扬自己的一颗善心"。这些观点正是中医经典著作《黄帝内经》中

"养生莫若养性"的精神实质所在。

近年来，赵红军移师古城西安，一边诊病行医，一边讲学授课，还在网上开设了自己的博客，与一班志同道合的网友探讨学术经验、交流临证心得，评论"天下中医"。即将出版的这部《和谐养生——中医不是传说》中的一些内容，就是他已在网上发表过，而且被网友们"顶"过、追捧过的有关中医保健养生方法的阐述和体会。我相信，随着这部养生科普著作的问世，中医养生的理念和方法，一定会被更多的人所了解和掌握；我坚信，传承数千年的中华养生文化，一定会风行全世界，造福全人类。

祖国医学，源远流长；事如积薪，后来居上。谨借《和谐养生——中医不是传说》正式出版之际，祝愿中医事业不断发扬光大！祝愿华夏子孙人人享有健康！祝愿岐黄传人奋发自强，再创辉煌！

是为序。

苏　礼
2010 年元旦于西安

# 孙 序

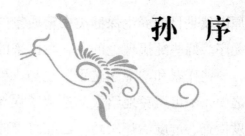

## 一本值得推荐的好书

在日常门诊中，经常可以见到这样的患者，由于受时下一些养生宣传的误导，致使原本就有病患的机体更添新病。

例如，有些妇女误信多吃水果可以使肤色白皙，就吃很多水果，结果不但没有达到养颜的效果，反而导致脾胃寒湿，使面部产生了更多的痘、斑，更严重的还由此而导致了月经量少、痛经、闭经。又如，有人把"防寒"、"保暖"、"春捂"等养生观念片面化和绝对化，特别是一些经常患感冒的儿童和呼吸系统疾病患者，大热天还穿着很厚的衣服，捂得严严实实，而不知这样会使人体的阳气郁闭，身体内部的邪热难以散发出去，久而久之引起机体抵抗力下降，导致反复感冒，发生咳嗽、哮喘、腹泻等疾病，三天两头打针吃药。还有一些人盲目减肥，受到素食主义的片面宣传而不知其误，禁绝了肉、蛋等蛋白质和脂肪的摄入，营养严重缺乏，结果导致体力消耗入不敷出，引起头晕脑涨、倦怠乏力等各种病症，不得不去医院打点滴。

凡此种种观念上的误区，已经成为目前大众在养生保健方面普遍存在的现象。有识之士指出：之所以会出现这些现象，其重要原因就是目前养生保健类书籍质量的良莠不齐、市场较为混乱和无序。好些纯搞理论的人，写出来的养生书好看却不实用；同时，一些作家和"业余选手"也加入到医药这个专业性很强的领域之中，不可避免地给大众造成了误导。另外，目前国内流行的过度检查、过度治疗用药，已经对身体造成损害，导致药源性疾病日益增加。凡此种种，不容忽视。

读完本书，我的感受是，在目前各种养生保健书籍五花八门、各行其道的情况下，平心而论，这是一本立论不偏不倚，论据翔实可靠，内容丰富多彩，着眼于人们关心的防病治病等一系列现实问题，既具有科学根据又充满中医智慧的好书。我认为，凡希望了解正确的健康理念的各层次、各年龄段的朋友们，都应该仔细阅读此书。对于那些希望了解中医基础知识，从而进一步学习中医的年轻人，此书更是一本不可多得的入门指导书，值得推荐。

20年前，经陕西省中医研究院苏礼研究员介绍，赵红军就跟我学习中医临床。20年来鸿雁传书，往来不断，师徒情深。他孜孜不倦，精勤进取，以医者的一颗诚心和良好的医术得到了越来越多患者的认可。作为一名在基层工作了20年的临床医生，他以丰富的从医阅历，力辟谬误，宣传正确的健康理念，厥功甚伟。在繁忙的门诊之余，他有心著书立说，为中医复兴的大任尽一己绵薄之力，也是值得肯定、赞许和欣慰的事情。

谨以此文为之祝贺。

孙曼之

2010 年 4 月 18 日

孙序

vi

# 目　录

## 第一部分　送你一本养生康复的"圣经"

你也许迷失了方向，

他（她）正在走近悬崖；

都快点儿回来吧，

不可以离我太远！

## 第二部分　原来你就是这样失去健康的

我凭着医生的良知，

怀着对兄弟姐妹的爱心和对父母的报恩之心，

告诉你——

你已经错了，不可以再继续戕害自己！

中国的剖腹产比率是全世界最高的！

这些话我只能轻声告诉你，

一般人儿我不告诉他（她）。

你是否黎明即起，

夏练三伏，冬练三九呢？

这不是锻炼身体，这是戕害自己。

奥林匹克冠军不是我的梦想。

## 三、水能载舟　亦能覆舟

多饮水有益健康吗？
不是每个人都适合多饮水的。
"未渴先饮"、"小口慢饮"，
这才是科学的饮水方法。

## 四、病是吃出来的

吃饭不仅仅是为了活着，
活着也不仅是为了吃饭；
饮食排毒，
不要把自己变成藏污纳垢的垃圾桶。

## 五、你的人生不是梦 ……………………………… (93)

拥有高质量的睡眠,

是健康长寿的良药;

中医释梦,

诺贝尔奖为什么与我们绝缘?

## 六、如何保持适当的性欲 ………………………… (106)

中国人谈"性"色变,

食欲和性欲是人的本能。

"君子好色而不淫",

孙思邈的房事养生。

## 七、颈椎、腰椎病的防治与误区 ………………（124）

"站直喽，别趴下"！

请呵护好你的生命线——督脉。

挺起你的脊梁，撑起你的健康。

目
录

vi

# 附 录

# 丛书总序

## 你一定要爱"她"

20 年前,当我初涉中医的时候,我不知道从事中医会有多难,不知道中医这水有多深!毕业后步入了社会,开始了临床,理论和实践的严重脱节、理想和现实的巨大反差使我觉得:学习中医犹如掉进了一个深不见底的陷阱,从事中医就意味着一生要在荆棘中前行。但当意识到这一点的时候,你已经深陷其中、无法脱身,因为她充满魔力,使你迷恋不已、欲罢不能!

中医是中国古人创造的一门独特的医学。说她独特,是因为她不谈细胞,没有化验,自打出生的那一天起,就深深印上了中国古代哲学思想的烙印。中国古人认为"善言天者,必有验于人"、"天人合一",要研究人,就必须把人体置于宇宙天地这个大环境中俯视鸟瞰。有着不足 300 年历史的西医把人体拆分为一个个的单元,擅长微观和局部的研究,而中医以阴阳、五行哲学为指导,着重于生命的整体功能状态和宏观把握。中医没有实验室,人体就是最大的实验室,"神农尝百草,一日而遇七十二毒",在数千年的历史长河中,无数中医为此付出了毕生的心血甚至生命。中华民族历经天灾人祸的磨难,却一直繁荣昌盛、生生不息,如果否认中医的贡献,是说不过去的。

然而无论是华佗、张仲景，还是孙思邈、叶天士，他们都已渐行渐远，中医的神奇疗效，已经成为一个个美丽的传说。在历史的车轮驶进21世纪的今天，中医却衰落了！中医日益被边缘化，沦为替代医学，只是在遇到西医无法治愈的疾病的时候，中医才会被偶尔想起。

现在谁还去看中医呢？据统计，全国每年约有39亿人次就诊，而中医医院的年诊疗人次不到3亿。你到哪儿去看中医呢？全国有医疗机构80000多个，而中医仅有3000余家。你到哪儿能找到理想的中医大夫呢？全国约有医务人员520万人，而中医仅有50万人，其中还有相当一部分是看化验单开西药，已经不会按照传统中医的辨证方法来看病，只是挂着中医的名而已。

2009年，有30位名老中医被授予"国医大师"的称号。他们大多是耄耋老人，垂垂老矣！在京举办的"国医大师"表彰暨座谈会上，仅有19位"国医大师"到场，其余的均因年老体弱而缺席。会后不久，就有两位"国医大师"相继辞世。据统计，全国的名老中医已经从20世纪80年代的5000余名锐减至现在的不足500名。前面的走了，后面的无法跟上。中医的衰落触目惊心，真令人有"前不见古人，后不见来者，念天地之悠悠，独怆然而涕下"的感慨！

中医的衰落有历史的原因。早在"五四运动"的时候，就掀起了彻底否定传统文化的思潮。当今社会科技发达，阴阳、五行与现代人的思想观念格格不入。中医和古代哲学思想有着密不可分的联系，学习中医要从古典医籍入手。传统文化氛围的缺失，语言文字理解能力的下降，给中医传承带来了重重障碍。在西医占据医疗主导地位的今日，好多人把西医当作真理的化身，没有深入了解，就武断地提出"中医是伪科学"的谬论。年轻人学习和从事中医的越来越少，出现了严重的人才断层。继承都谈不上，发展自然是举步维艰了！

中医的衰落有教育的原因。全国有 32 所中医药院校，但没有一所是名副其实的中医学府，都搞"中西医结合"了。学生 1/3 的时间学西医，1/3 的时间学英语，1/3 的时间学中医。好些老师不会看病，上课时妄自菲薄，学生又能对中医有多少兴趣可言？国家每年投入大量的财力扶持中医药研究，可由于没有一个科学的长远规划，研究成果微乎其微，很难有实质性的进展。教材在编写上过于机械和教条，尤其是与临床关系密切的医案学习的缺失，造成学生理论和实践的严重脱节，毕业后不会辨证处方。

德国慕尼黑大学波克特教授一针见血地指出："中医药在中国至今没有受到文化上的虔诚对待，没有确定其科学传统地位而进行认识论的研究和合理的科学探讨，所受到的是教条式的轻视和文化摧残。这样做的不是外人，而是中国的医务人员。他们不承认在中国本土上的宝藏，为了追求时髦，用西方的术语胡乱消灭和模糊中医的信息，是中国的医生自己消灭了中医。"

中医的衰落有制度的原因。毛主席提倡中医药，针灸和廉价的中草药使"一穷二白"的新中国解决了亿万群众看病难的问题，成为世界卫生组织倡导学习的楷模。当卫生部压制中医时，他亲自在《人民日报》发表社论，撤销了两位副部长的职务。此后全国的中医学院和研究所如雨后春笋般地建立起来，整理中医古籍的工作陆续展开，为中医发展奠定了坚实的基础。

然而好景不长，曾几何时，为广大群众的生命健康提供保障的医疗被市场化了。医生要赚钱，医院要对提高 GDP 有所贡献，能创造经济效益的西医顺理成章地受到了青睐，而安全、方便、廉价的中医药从此被打入冷宫。不论在哪个医院，中医门诊都是最冷落和萧条的科室，是最完不成"任务"和创收最差的科室。吕嘉戈先生在《中医遭遇的资本阴谋与制度陷阱》中指出："随着西医在中国的强力推广，中医被迫退出卫生医疗体系，走向偏远的农村。虽然宪法规定医药卫生事业实行中西医并重的方针，其实质是名存实亡。"

中医药的发展和传承有着自身的特殊规律，然而 1999 年出台的《执业医师法》否定了中医的大中专教育和自学考试，否定了中医师带徒的传承模式，给中医诊所的开办设置了重重障碍。据估计，我国尚有 15 万没有行医执照的中医，他们是"政府取缔，人民批准"的"地下医生"。我们当前的医疗现状是，一方面患者求医无门，找不到合适的医生；另一方面每年都要取缔数十万的"非法"行医者。这些中医从业者在夹缝里生存，是当今医疗界最为可悲的一个群体。

某中医学院学生毕业近 2 年尚未找到工作，去卫生局申办个体行医执照。卫生局告之曰："已停止审批一切个人申请。"迫于生计，该生自设一诊所。开业不久，旋即遇上"整顿医疗市场、打击非法行医"活动。卫生局执法队收缴了该生的毕业证书，并要罚款 3000 元。该生无奈之下，告知家人，其父叹道："家贫如此，供你读书多年已属不易，实指望你毕业后能为家分忧，谁知你不但难以自立，反而还要继续赔钱，既然如此，此证不要也罢！"该生闻之，深感愧疚与屈辱，痛哭一场之后，将所有的中医书籍付之一炬，从此以后，誓不言医！

由于种种原因，中医正在不断走向衰落。如果再不扭转，这个曾经在理论和实践上都高度成熟的医学，将成为尘封的历史。培根说："在人类历史的长河中，真理因为像黄金一样重，总是沉于河底而很难被人发现。"人们很难一下子认识中医的全貌并接受她，但如果她失去传承，我们必将成为千古罪人。中医"内冷而外热"，国内有人吵着要"废除中医"，一些国家却把中医药当宝，越来越多的外国人接受了中医治疗。日本医学权威大塚敬节弥留之际嘱其弟子："现在我们向中国学习中医，10年后让中国向我们学习。"

20年前的那个夏天，当我怀着满腔热忱，抱着济世救人的美好理想步入社会的时候，遇到的就是这么一个现实。我一度失落和彷徨，我将终生托付的中医竟然沦落到了这个田地，我心不甘啊！

于是我"二返长安"，给曾带我们中医基础理论课的袁瑞华老师讲了自己的苦闷。袁老师鼓励我说："不要泄气，你们渭南有一位民间中医孙曼之，你可以跟他学习临床。"后来，和孙老师熟识的苏礼老师热情地修书一封，介绍我去渭南实习。我从此和孙老师结下了迄今20年的师徒缘。

初涉中医，我曾有过两次徘徊和迷惘。学医之初，是高考失落后的无奈选择，我满怀哀伤和忧郁，苏老师用"脱颖而出"的典故，坚定了我学医的信念。行医之际，我又遇到了孙老师，犹如黑夜里迷失的航船看到了前进路上闪耀的灯塔！今天回想起来，我与中医结缘，全赖两位恩师的培养，我也更加懂得了老师的启蒙和鼓励对于初学者的重要意义。

20 年来，我不敢忘记老师的殷切教诲，不断提高自己的理论素养。我认为，阴阳、五行是中医理论的源头，学习中医必须从古代哲学思想入手，才能够从源至流，更深入和准确地领会她的精髓。现在的中医大多把阴阳、五行学说绝对和机械化了，由此造成了许多歧义。基础理论是学习中医的重中之重，而现行的教材却恰恰把此忽视和简单化了。中医至今没有一本说理透彻而切合实际的《中医生理学》，这不能不说是一大遗憾。中医博大精深，学医不能有门户之见，要博采各家之长，兼收并蓄，对此我深有体会。学习中医最大的问题是思路问题，路走对了，再大的困难都可以迎刃而解。

20 年来，我始终没有脱离临床，治愈了一些常见和疑难病症。胃病、风湿病、颈椎腰椎病、乳腺增生、妇科病等，都是我门诊的常见病症。我擅长针药并施，特别对中风偏瘫的治疗，积累了较为丰富的经验，得到了群众的肯定。仅 1992～2009 年间，经我治愈的各种中风偏瘫患者就达数百之多。孙曼之老师强调学习医案的重要性，指出经典只是概括性的原则，如果没人指点迷津，应用颇为不易，但我们却可以从医案中悟出古人常规性的思路。就跟学习绘画必先临摹才能掌握基本技巧一样，学习医案久了，自会金针暗渡，得名师真传。我提倡欲学中医，先学针灸；

欲学针灸，先学耳疗。针灸是我们的国粹，它简便、廉价而又高效；我对耳穴疗法情有独钟，它立竿见影，和药物配合相得益彰，疗效神奇。

近年来，随着阅历的增长，我越来越认识到普及中医、总结经验和著书立说的重要性。

大众需要养生保健的知识。经常会有患者问我："我想看看中医养生的书，您能给我推荐一本吗？"现在的养生书不是太少了，而是太多了，以至于泛滥成灾。医学是和实践密切结合的一门学科，但好多养生书都不是临床医生写的，空谈理论而脱离实际，看起来精彩，岂不知对读者起了相当大的误导作用。有人按照书中介绍的去做，结果身体却越来越糟糕。有盲目敲胆经的，导致虚火上升，失眠、头昏；有乱吃固元膏的，吃得上火耳鸣、月经失调。所谓"学之讲无稽，故村儒举目皆是；医之效立现，故名医百无一人"。我赞同一个优秀的医生，同时应该是一个健康教育家，要教育患者采取正确的生活方式，避免各种有害的行为，养成有益的生活习惯。因此我感到，为了患者，应该写这么一本书出来。

"与其坐而论道，何如身体力行？"复兴中医要有实际行动！在孙曼之老师的倡导下，"名师带徒面对面活动"已经有条不紊地展开，全国各地的中医学子正聚集在他的周围努力学习中医。我希望自己能参加到这一行动中去，和同仁携起手来，共同为中医的复兴尽一己绵薄之力；我希望能给初学者一些借鉴，使他们树立信心，少走弯路。我计划写两类书，一类给大众和患者看，教他们养生之道，在实践中体现中医的价值；一类给中医入门者看，让更多的人喜欢中医，传承中医。相信《和谐养生——中医不是传说》出版后，还会有"赵红军中医复兴系列"之临床篇、中风篇、伤寒篇、脉法篇、针灸篇、耳疗篇等问世。

我曾治愈著名农业科学家李立科助手的脑出血偏瘫，有幸和李立科长谈，他十几年前的赠语犹在耳畔："我没有什么值钱的东西送给您，但我要送您一句话：'你一定要爱她！'爱你的事业，爱你的患者，哪怕一辈子什么事情都没干，只干成这一件事，你就无愧于人生！"从业中医，是我一生无悔的选择；"复兴中医，以笔为旗"，我将因此而不虚此生！

赵红军

2009 年 5 月 1 日

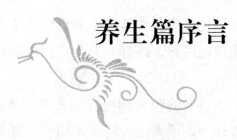

# 养生篇序言

## 和谐——《黄帝内经》的中国式养生

我们今天所居住的地球，不知何时变成了一个大村子，每个国家的门窗都开着，蝴蝶会飞进来，"非典"、禽流感、猪流感也会不请自来。高度发达的交通条件、日益频繁的人际交往、国与国之间的紧密联系，使那种"鸡犬相闻，老死不相往来"早已成为历史。一旦有瘟疫爆发，它就很可能会在短时间内肆无忌惮地席卷大片区域。

从艾滋病、癌症，直至甲型 H1N1 流感，各种疑难病、怪病层出不穷，人们在备受困扰之余不禁要问：经济发展了，社会进步了，物质生活改善了，为什么疾病反而越来越多了呢？产生这些疾病的根源又是什么呢？

人与大自然早已失去了应有的和谐。如今的地球早已是千疮百孔，是大自然孕育了人类，而人类却不思回报，目光短浅地极尽毁坏之能事。我们的天不再蔚蓝，被誉为"生命之伞"的臭氧层在不断被破坏，由此每年会新增加数十万名皮肤癌患者，以及上百万眼疾患者。全球的气温不断上升，我们的水不再清澈，工业污染了水源，人与自然的关系越来越恶化，社会就像一个大酱缸，谁也不能独善其身。大自然并不是填不满的垃圾桶，当它不堪重负的时候，终有一天会"回报"我们。

人自身的精神和肉体也失去了和谐。随着生活节奏的加快，工作压力的增大，人们身不由己，耗费着宝贵的时间和精力，总有一种心力交瘁的感觉；人们普遍信仰缺失，贪图物欲声色的享受，对前途感到迷茫；生活规律的紊乱、暴饮暴食、不良情绪又使严重紊乱的生理机能雪上加霜，不断透支着健康。各种各样的结石、癌症、尿毒症、糖尿病、冠心病、高血压、中风、不孕症、肥胖，以及各种莫名其妙的疾病接踵而来，每年患者都在成倍地增长，成为威胁全人类健康的主要"杀手"。

然而，在越来越多的疑难怪病面前，在以西医为主导医疗的今日，全世界的医学专家们都感到束手无策！"杀死了一批病毒，却引来另外一批病毒；杀菌是成功了，病人也被杀死了"。"杀敌五百，自损三千！"在经过了西医的破坏性疗法后，人们备受挫折之余不禁要问："未来的希望在哪里呢？能够真正解除病痛的医学在哪里呢？"不懂养生之道和预防疾病是危害健康的根源。

**1988 年，75 位诺贝尔奖获得者齐聚巴黎，发表了举世震惊的宣言："如果人类要在 21 世纪生存下来，必须回过头到二千五百年前汲取孔子的智慧。"**

孔子的智慧为什么会有如此强大的影响力？它对于当今人类会有什么样的启示呢？所谓孔子的智慧，就是儒家的"中和"思想，是中国古代哲学思想的核心。《中庸》说："中也者，天下之大本也；和也者，天下之大道也；致中和，天地位焉，万物育焉。"它要求人们思考问题时不偏不倚，时时变化而合乎天道。西汉大儒董仲舒认为，宇宙是个大人体，人体是个小宇宙，"天有十二月，人有十二大节"，天是大写的人，人就是缩小了的天。

人要与自然和谐，人生存在天地之间，是自然界的产物和组成部分，因此必然受到自然法则的约束，应该顺应自然，而不是破坏自然。

国学大师季羡林指出："人要先与自然做朋友，然后再伸手索取人类生存所需要的一切……西方滥用科技产生的弊端至今已日益显现，比如环境污染、生态平衡破坏、新疾病丛生，则人类前途实处危境。怎么办呢？人类必须悬崖勒马，正视弊端，采用东方'天人合一'的思想，庶几可以改变这种危险局面。"

人要与社会和谐，每个人都是社会大家庭中的一个成员，"和为贵"，"己所不欲，勿施于人"。每个人的性格都是不同的，人和人交往应该互相包容，不能我行我素，斤斤计较。人自身的精神和肉体更需要和谐，既要有一个健全的体魄，还要有一个健康的心灵。

中国古代哲学强调矛盾双方的统一，立足于"和"；西方哲学强调矛盾双方的对立，立足于"争"。而和就是"中和"、"和谐"，对立是暂时的，和是永恒的。把"中和"的思想用于社会治理和人体养生，都具有很重要的现实意义，是当今人类对于所面临的现实问题做出的明智选择。

## 和谐社会，和谐人体，《黄帝内经》的中国式养生。

《黄帝内经》是中医的经典著作，《上古天真论》是其中一篇很有价值的论述养生的文章，文章中黄帝问他的老师岐伯："余闻上古之人，春秋皆度百岁，而动作不衰；今时之人，年半百而动作皆衰者，时世异耶，人将失之耶？"上古时代的人生存条件极其艰苦，他们为什么长寿呢？现在的人生活条件得到了很大改善，为什么反而多病呢？岐伯回答说："上古之人，其知道者，法于阴阳，和于术数，食饮有节，起居有常，不妄作劳，故能形与神俱，而尽终其天年，度百岁乃去。"

上古之人之所以长寿是因为他们懂得"养生之道"，他们长寿的秘诀是"法于阴阳，和于术数"。养生之道重在于"和"，与天地和谐，与社会融合，人自身五脏六腑的功能也要调和。和谐可以理解为平衡，阴阳平衡是宇宙万物的法则，是自然之理。人体的阴阳平衡了，身体机能才能正常地运转，才能提高免疫力，防御疾病。养生之道就是平衡之道，阴阳平衡能够治愈百病，是疾病康复的良药。

古人虽然穷苦，却善良淳朴，自得其乐，生活规律，清心寡欲；现代人虽然富裕，却心存私欲，贪婪过度，生活失序，纵欲无度。思想的畸形会导致行为的不健康，所以导致了疾病缠身，怪病层出不穷。《黄帝内经》告诫我们，要想身体健康，就必须回归自然、返璞归真。养生并不是多么高不可攀的事情，从衣、食、住、行等最简单的事情做起，就可以达到安定和谐的状态。

自然医学强调整体观念，重视人与自然的协调统一，天人合一，取法自然，法于阴阳，和于术数，创造了丰富多彩的天然医药和非药物疗法。世界卫生组织（WHO）提出要大力发展自然医学的号召，将每年10月22日定为"传统医学日"。21世纪世界自然医学促进与发展宣言指出："人类需要自然医学，自然医学是全人类的共同财富。"中医就是这样一门自然医学。

《黄帝内经》说："圣人不治已病治未病，不治已乱治未乱，此之谓也。夫病已成而后药之，乱已成而后治之，譬犹渴而穿井，斗而铸锥，不亦晚乎！"养生的最高宗旨是预防疾病，预防重于治疗。钱学森说："医学的发展方向是中医不是西医，西医也要发展到中医上来。中医的革命会引起医学的革命，医学的革命会引起科学的革命。"医学呼唤中医，患者需要中医，两千年来中医的辉煌成就对于全世界人类的健康将会做出更为卓著的贡献。中医养生，一定会带你步入长寿之域！

**养生，就是调和阴阳，使你保持阴阳平衡；**
**让我们带着和谐的观念，一同去畅享人生！**

# 第 一 部 分

## 送你一本养生康复的"圣经"

你也许迷失了方向，

他（她）正在走近悬崖；

都快点儿回来吧，

不可以离我太远！

# 一、"精、气、神"是人体的大药

天有三宝"日、月、星",地有三宝"水、火、风",人有三宝"精、气、神"。"精、气、神"是古代哲学的概念,指形成宇宙万物的原始物质。中医认为"精、气、神"是生命活动的根本,是养生的大药、内药。

## 1. 天有天气,地有地气,人活一口气

"气"在中国人的话语中几乎无处不在,它已经深入到了我们生活的各个方面。生气了叫"怒气冲天",高兴了叫"喜气洋洋",委靡不振叫"泄气",精神抖擞叫"神气十足"。究竟什么是"气"呢?中医的"气"是一个什么样的概念呢?看中医书常常看得人一头雾水,许多名词都不知所云,学中医养生有必要从"气"开始讲起。

自从盘古开天辟地,宇宙不过是一团混沌之气。气是中国古代哲学特有的概念。中国的古圣先哲从宏观的角度,探索天地万物的运行规律,创造出了气的概念和理论。即鸿蒙之初,宇宙万物是由气和气的运动形成的,气虽细微而无形,看不见摸不着,但又充斥宇宙,无处不在。

《道德经》说："道生一，一生二，二生三，三生万物。"所谓"道"即是天地之初的混沌之气，"道"就是"无"，万物之有生于虚无之气，这是宇宙的初始状态。《周易·系辞》说："一阴一阳之谓道"，"易有太极，是生两仪，两仪生四象，四象生八卦"。什么是太极？太极就是"道"，就是一团混沌之气。不论是《道德经》还是《周易·系辞》，对于宇宙万物的生成和起源，都可以归结到这团混沌之气上来。《道德经》的"一"就是《易》之"太极"，"道生一"就是由无极而太极，即由无到有这个天地相交、育生万物的过程。如此看来，我们平时说"无中生有"，是有一定道理的。

"天有天气"，"地有地气"。"气"字上有三横，象征天、地、人，天在上，地在下，人居中。表示了地气蒸腾，直上天际，天气下降，与地相交，从而产生了人的整个气化过程。《列子》说："有形生于无形……清浊者上为天，浊重者下为地，冲和气者为人；故天地含精，万物化生……"天地万物都是由气的聚散而生。

"人活一口气"。《庄子》说："人之生，气之聚也。聚则为生，散则为死。"天地氤氲之气相交，产生了万物，也产生了人类。人之所以有生命，全在于气的升降出入，如果没有气了，生命活动就会随之终结。气既是物质基础，又是功能活动，是生命的能量和动力。人的呼吸吐纳、血液运行、抵御外邪等生理功能，无不依赖于气来进行。

人有"先天之气"和"后天之气"，出生前秉承天地之气的孕育，出生后又无时无刻不在呼吸。中医理论里还有多种气，如气血、营气、卫气、心气、肺气、脾胃之气、肝气、肾气、元气等。气分阴阳，还有阴阳之气和五行之气。在各种气中，元气是它们的来源和生命的根本。这是学习中医养生应该了解的基本概念。

中医的气和传统文化一脉相承，用气来探索和说明人体复杂的生命运动。中医的生命观就是"通天下一气"。气不同于西医解剖血管里肉眼可以看见的血液等，它是一个抽象的、形而上的概念。《周易》说："形而上者谓之道，形而下者谓之器。"道是抽象的，而器是具体的。中医和西医的最大不同，在于观察、研究人体的角度不同。中医重气化，西医重形体。中医从宏观的角度，注重生命的整体功能状态；西医从微观角度，侧重于身体内部的微细结构。这是学习中医养生需要注意的。

中医没有生命是神造的观念，认为生命来源于天地之气，体现了中医的唯物论基础，这是中医理论的伟大之处。中医养生强调"精、气、神"对人体的重要作用，这是中医养生的精髓。

## 2. 外练筋骨皮，内练"精、气、神"

"外练筋骨皮，内练一口气。刚柔并济不低头，我们心中有天地。"屠洪刚的《中国功夫》唱红了大江南北，歌词道出了武术和养生的真谛。对于功夫而言，真正的武林高手练的是上乘内功，"十步杀一人，千里不留形"，"无招胜有招"，绝不是外表好看的花架子。对于养生而言，身体要健康、长寿，绝不在于你有一身健壮的肌肉，而是要保养你的内脏气血，使"精、气、神"充足。

什么是精？精是精华和精微物质，是人体生命活动的物质基础。生命物质起源于精，人是天地之精，个体的生命是父母合精。精并不单指性交时男性射出的精液，精液其实仅仅是全身之精一个很小的组成部分而已。广义的精包括精、血、津液、脑髓、骨髓等，凡是人体所有的营养物质，都可以说是人体的精。

精的来源有先、后天之分，先天之精是秉受父母的精气。父母的阴精和阳精相交，氤氲和气，胎聚成人。五脏藏精气，先天之精藏于肾脏，"肾藏精"，它往往决定一个人的先天禀赋和体质的强弱，用今天的话讲就是遗传基因的好坏。有些人一生下来就身强体壮，终生很少生病，健康长寿；而有些人从呱呱坠地的第一天起就小病不断，幼时难养，成年后体弱，看病吃药不断。人和人之间有如此大的差异，原因就在于此。

"饮食化精，练精化气"。后天之精是来自饮食的营养物质，也叫作水谷精微。有了营养物质的不断补充，后天就可以补先天。先天禀赋不足、体质差并不可怕，只要后天保养好了，善于养生，精气还是可以一天天充足起来的。可怕的是先天本来就不足，后天还不重视，失于保养，这样问题就严重了。中医讲"肾为先天之本，脾胃为后天之本"，就是这个道理。

什么是神？神是神采，包括精神和意识，是生命活动的外在显现。神的本意就是神灵，神灵是上天的代表，万物的主宰。人体也是一个小天地，神在人身上，表示人的最高主宰，这就是人的思想、心灵、精神和灵魂及其表现。中医讲"精、气、神"，神是显示生命活动的外在征象的。

我们平时说某某人目光炯炯有神，就是神采的体现。中医治病时的"望、闻、问、切"，望诊望的就是神，观察病人的"神"，来判断病情预后。有神气的，预后良好；没有神气的，预后不良。神充则身强，神衰则身弱；神存则能生，神去则会死。因此说："得神者昌，失神者亡。"

精是基础，是地；神是主宰，是天。人的生命起源于精，维持生命的动力是气，而生命活动体现于神。我们可以引用樊正伦先生的一个比喻：精气神的修炼，犹如林中火起，精是火，气是风，神是光和热。火起则空气流动，风加剧则火更大，风、火更大则光、热更盛。但火需要林木才能燃起，对于精来说，这个林木就是物质的营养，三者相互滋生、相互助长。我们平时说"这个人精气神真足"，可见评定一个人的健康状况，是从这三方面来考虑的。

养生家认为"精、气、神"是上药三品，是人体的大药、内药。养生就是保养"精、气、神"，这是《黄帝内经》所提倡的中国式的养生方式，它与西方体育侧重外在形体的锻炼不同，这才是养生的真谛。

## 3. 自愈力——人体康复的开关

民间俗语"七十三、八十四，阎王不请自己去"，与孔子和孟子这两位圣人有关。孔子一生穷困潦倒、颠沛流离，但是他活了七十三岁；而孟子更是活到八十四岁高龄！

在那个缺医少药、物质生活极其艰苦的动荡年代，他们高寿凭的是什么呢？凭的是善于养生！《孟子》说："吾善养吾浩然之气。"《黄帝内经》上讲："正气存内，邪不可干；邪之所凑，其气必虚。"浩然之气就是正气，就是身体的元气。浩然之气充足，就可以抵御病邪，延年益寿。

元气来源于两肾中间的动气，是"造化之枢纽，阴阳之根蒂，即先天之太极，五行由此而生，脏腑以继而成。"两肾合而为人身之太极，化生出元气，元气出入于命门，藏于脐下的丹田，借助于经络而疏布全身。

元气对人体的生长发育和益寿延年起着决定性的作用。元气充足就免疫力强，能够战胜疾病。元气不足就不能产生足够的抗体去战胜疾病。古人养生注重行气导引，如道家的内丹修炼，佛家的静坐禅定等，都是来增强元气的。

西医鼻祖希波克拉底早已说过："人体本身就拥有促进健康的本能。"造物者创造万物，都赋予了其求生和自愈的本能。但现在的人们生病吃药成了习惯，致使自身的抗病能力越来越低。人体的免疫系统是一座宝藏，如果搁置不用，就会退化乃至丧失。中医从更高的层次调整生命状态，注重保养身体的元气，也就能提高人体的免疫能力和患病后的自愈力，因此中医养生更具有实际效果和深远意义。

# 二、阴阳平衡　和谐养生

　　随着传统文化的丢失，学习古老的中医已经失去了应有的文化氛围，由此造成中医离我们渐远。其实大道"至易"而又"至简"，阴阳、五行是宇宙天地的宏观大道，是中医理论的载体，只有还原了它的本来面目，才能洞悉中医养生的真谛。

## 1. 阳是太阳，阴是月亮

中医一开口就是"阴阳、五行"，有人就认为这是封建迷信，只有算命先生、巫婆神汉等才经常说阴阳。人们对阴阳总觉得很玄虚和神秘，觉得难以理解。

　　毛主席说："人的正确思想是从哪里来的？是从天上掉下来的吗？不是。是自己头脑里固有的吗？不是。人的正确思想，只能从社会实践中来……无数客观外界的现象通过人的眼、耳、鼻、舌、身这五个官能反映到自己的头脑中来，开始是感性认识。这种感性认识的材料积累多了，就会产生一个飞跃，变成了理性认识，这就是思想。"

"阴阳"属中国古代哲学的范畴，是中国古圣先哲的伟大发现。古人是怎么样发现这个规律的呢？

远古时代，我们的人文始祖——伏羲氏"仰者观象于天，俯者观法于地"，"近取诸身，远取诸物"。即伏羲氏首先仰观天象，天上最大的"象"是太阳和月亮。其次伏羲氏俯察地理，地上最大的"象"是山和水。再看人的身体，人和人最大的区别是什么？是男人和女人，而且男性和女性的区别是以性器官和性征为标志的。太阳和月亮，山和水，男根和女阴，它们各有什么特性呢？太阳发光、有热，是圆的，月亮时暗时亮，阴晴圆缺；山高大而凸起，水低凹而流动；男根可以勃起而射精，女阴可以开阖而受纳精液，孕育胎儿。它们各自的特性都有相反的方面，这就形成了一对对的矛盾。

阳来源于太阳。太阳是明亮的，光很强，温度很高，白天有太阳，春季、夏季的温度比较高。阴来源于月亮，古人把月亮称作太阴。月亮是阴暗的，本身不会发光，晚上出现月亮，比较寒冷等等。每一天有白天和黑夜，日月有升有降，气候有寒有暖，方位有上下、左右、内外等的区别。自然界中的一切现象都存在着相互对立、相互作用又相互消长的关系。最后，伏羲氏从上面这些现象中抽出了两个基本的符号，一个是"▬"，是男性生殖器象征，用它来代表阳；另一个是"▬▬"，是女性生殖器的象征，用它来代表阴，于是形成了"阴阳"的概念。

阴阳的属性一旦确立，就可以类比万物，进行引申，那么以此类推，如果具有某种性质的事物，就可以把它规定为"阳"，反之则为"阴"。怎么样类比万物呢？总的来说，凡是运动的、外向的、上升的、温热的、明亮的，都属于阳；凡是静止的、内守的、下降的、寒冷的、晦暗的，都属于阴。在这里古人用了一种很重要的思维方法——取类比象。

比如山的南边因为是朝阳的，所以叫阳；山的北边见不到阳光，是背阴的，所以叫阴。比如天和地是一对阴阳，天气轻清为阳，地气重浊为阴；水和火是一对阴阳，水性寒而润下属阴，火性热而炎上属阳；男女是一对阴阳，男性性格比较刚强，容易冲动，男性生殖器凸出，为阳，女性比较温柔，比较沉稳，女性生殖器凹进，为阴等等。

**阴阳属性归类表**

| 属性 | 空间（方位） | | | | 时间 | 季节 | 温度 | 湿度 | 重量 | 性状 | 亮度 | 事物运动状态 | | | |
|---|---|---|---|---|---|---|---|---|---|---|---|---|---|---|---|
| 阳 | 上 | 外 | 左 | 南 天 | 昼 | 春夏 | 温热 | 干燥 | 轻 | 清 | 明亮 | 化气 | 上升 | 动 | 兴奋 | 亢进 |
| 阴 | 下 | 内 | 右 | 北 地 | 夜 | 秋冬 | 寒凉 | 湿润 | 重 | 浊 | 晦暗 | 成形 | 下降 | 静 | 抑制 | 衰退 |

在日常生活中阴阳无处不在，无时不有。买套住房要看向阳不向阳，不向阳的一面就是阴面。使用电池要弄清正负（阴阳）极，反了不能用。夫妻二人如果妻子刚强，丈夫软弱，就说这是"阴盛阳衰"。工作中对领导指示当面遵从，背后不执行，是"阳奉阴违"。在《红楼梦》里，史湘云都懂得何为阴阳，她给丫鬟翠缕解释说："比如那一个树叶儿，还分阴阳呢。那边向上朝阳的就是阳，这边背阴覆下的就是阴。"以上都是对阴阳规律的通俗运用。

生命的本质是一团气，生死取决于气的聚和散。养生就是养元气。但是这个气既看不见，也摸不着，怎么样才能把握到它呢？

这就要应用阴阳理论。

太极图是宇宙公式和生命的本质，人体是一个小宇宙。太极图"一分为二"，一个圆圈里面两个互相包容的白鱼和黑鱼，分别代表"阴"和"阳"。每个人身上都存在阴和阳两个方面，太极图"合三为一"，"合二为一"，它代表了天、地、人之间的互相融合，和睦相处。阴阳之间的运动和谐，才是生命的真谛。

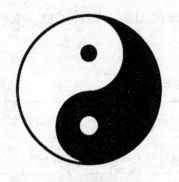

阴阳太极图

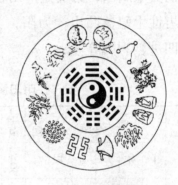

太极八卦图

《道德经》说："道生一，一生二，二生三，三生万物。""道"是宇宙的宏观大道，"一生二"就是一分为二，指宇宙初始时的混沌之气化生为阴阳二气。《周易》说："易有太极，是生两仪，两仪生四象，四象生八卦。"这个太极"生两仪"，就是太极动而化生出了阴阳二气的意思，因此《易》又说："一阴一阳之谓道。"

阳爻"▬"和阴爻"▬▬"是《周易》卦象的基本符号。先由阳爻和阴爻组成四象，然后以不同的方式排列组成八卦，"易有太极，是生两仪，两仪生四象，四象生八卦"，就是这个意思。八卦再以不同的方式排列组合，最终形成了《周易》的64个卦象，用以推演宇宙万物的阴阳变化，以此来探索宇宙的奥秘。

阴阳反映的是宇宙万物的基本规律，大至天地、日月，小至经络、细胞、分子、电子。阴阳学说的内容包括了阴阳的对立统一、互根为用、消长平衡和相互转化这四个方面，这是自然界一切事物发生、发展、变化及消亡的根本原因。自然界、生命、人类、形体中，无一不存在阴阳，阴阳学说形成后，逐渐成为中国人认识自然、宇宙和人体生命的一种独特的思维方式。

阴阳理论讲对立统一，既要平衡、统一，又要矛盾、斗争。中医理论引入了阴阳学说，把它作为研究生命活动和诊治疾病的独特的方法论。有人说中医不科学，其实它是最科学的——"精、气、神"说明了它的唯物论，阴阳学说反映了它的辩证法。

## 2. 判断你是阴虚还是阳虚的诀窍

《黄帝内经》说："阴阳者，天地之道也……左右者，阴阳之道路也；水火者，阴阳之征兆也；金木者，生成之终始也。"阴阳是统领宇宙万物的总纲领，人的脏腑、气血、经络等一切生理活动都脱离不了阴阳规律。

整体而言，人体的上部属于阳，下部属于阴；表面属于阳，内脏属于阴；背为阳，腹为阴；气为阳，血为阴；肢体的左侧为阳，右侧为阴；功能为阳，形质为阴等等。人体的内脏可以分为两大类，一类是脏，包括心、肝、脾、肺、肾等五脏。因为这些器官都是内实的，藏着人体的精气，所以脏属于阴。一类是腑，包括胆、胃、大肠、小肠、膀胱、三焦等六腑。腑都是中空的，有管道可以直接与外界相连，是传化物的，所以属于阳。经络也可以用阴阳来划分。上肢分布着六条经脉，外侧是手三阳经，内侧是手三阴经；下肢也分布着六条经脉，外侧是足三阳经，内侧是足三阴经。背部中线的督脉是阳经的总管，腹部中线的任脉是阴经的总管等。

正常情况下，人体脏腑处于阴阳平衡、和谐共处的状态，生病了无非是阳气和阴气的偏盛偏衰。

> 　　中医给你一摸脉、一看舌头，说你是阴虚或是阳虚，那么究竟什么是阴虚、什么是阳虚呢？

◆**阴虚为水不足，阴虚生热**。阴指形质而言，人体的精、血、水分、津液、骨髓、脑髓等有形可见的营养物质，都可以归为阴类。阴虚即意味着这些物质的丢失或者不足，一般把阴和血结合起来，阴虚往往表述为阴血亏虚。阴和阳互相依存，"阴虚则热"，阴虚的人身体多发虚热，尤其是手足心发热，甚至潮热、盗汗，出现虚火旺盛的表现；"阴主静而阳主动"，体内的阴液缺乏不能制约阳气，阴虚阳亢，就会导致兴奋、冲动、失眠等精神亢奋的表现。

◆**阳虚为火不足，阳虚生寒**。阳是能量和动力，指功能而言，人体五脏六腑的生理活动等都可以归为阳类。阳虚即意味着机能下降、活力不足，一般把阳和气结合起来，阳虚往往表述为阳气亏虚。"阳虚则寒"，阳的本意是太阳，阳气不足的人热力不够，会出现畏寒怕冷、手足冰凉等阴寒内盛的表现；阳气主升，阳气旺盛的人热情奔放、精力充沛，生命充满活力，阳虚的人精神困倦、淡漠消极，生命气化的各种功能都随之减弱。

掌握了阴阳的属性，判断阴虚和阳虚就不难了。"阴虚则热"、"阳虚则寒"，判断阴虚和阳虚很重要的一点就是看你身体的寒热。阳虚了身体的热气就不够了，所以凡出现面色㿠白、畏寒怕冷、四肢冰凉等表现的大多属于阳虚；阴虚了阳气就会偏盛，所以凡出现颜面潮红、畏热喜冷、手足发热等表现的大多属于阴虚。

◆**阴虚、阳虚还和体质有关**。一般而言，"瘦人多阴虚"、"瘦人多火"，阴虚的人一般偏瘦，这是因为体内阴亏血虚，津液不足不能充养的缘故；阴虚的人多为红脸，尤其是两颧潮红，这是因为阴液亏虚不能制约阳火，虚阳外越的缘故。"胖人多阳虚"、"胖人多痰湿"，阳虚的人一般偏胖，这是因为阳虚水湿不能运化，痰湿堆积于体内的缘故；阳虚的人多为白脸，这是因为阳气不能带动气血充盈头面的缘故。有些女性喜欢"小白脸"，但根据中医的体质学说，"小白脸"并非健康和理想的选择。

◆**判断你是阴虚、阳虚，还要仔细审视几个重要的指标**：食欲、饮水以及大小便的情况。一般而言，阴虚的人大多能食，因为阴液不足，所以不耐饥饿，需要水谷的补充；阳虚的人食量偏小，因为阳虚气不化水，湿邪阻滞，所以脾胃运化无力。阴虚的人口渴喜饮，因为体内有热，所以喜饮凉水；阳虚的人口不渴，不爱喝水，因为体内有寒湿，所以喝水就喝温热的水。阴虚的人体内水液不足，不能濡养大肠，因此大便多秘结而小便短赤；阳虚的人寒湿偏盛，阳气升发无力，因此大便多溏稀，小便多清频。当然以上所说为最基本的判断，具体是阴虚还是阳虚还应该综合全身症状来整体分析。

需要注意的是，阴和阳本身就是相对而言的，二者相互依存、紧密联系，没有绝对的阴虚和阳虚。阴是人的形质，阳是动力，是建立于阴之上的功能活动，《黄帝内经》说"孤阳不生，孤阴不长"，生命"体阴而用阳"，是阴阳的相辅相成，怎么能够截然分开呢？

> 人体是一个容器，此处有寒，彼处必然有热；此处阴虚，彼处必然阳虚，这是身体的能量守恒定律。说某个人是阴虚还是阳虚，只是判断他体质和病情的大概情况而已，大多数情况下人体会呈现出阴阳寒热相互错杂的状态，纯粹的阳证、热证和纯粹阴证、寒证，实际上都是很少见的。

## 3. 阴阳平衡是身体康复的良药

黄帝问他的老师，上古时代的人为什么长寿？岐伯回答说："上古之人，其知道者，法于阴阳，和于术数……故能形与神俱，而尽终其天年，度百岁乃去。"上古时代的人之所以长寿，是因为他们懂得养生之道，延年有术。

◆ **"道法自然"是养生的总原则。**《道德经》说："人法地，地法天，天法道，道法自然。"道是自然的力量，它生生不息，没有任何人为的因素，本来就是这个样子的。自然不仅指自然界，还指一切事物的本来状态。阴阳、五行是自然之理，阴阳、五行理论是中国古人的独创，是宇宙万物的宏观大道。

◆ **"法于阴阳"是养生的具体施行。**地球的自转产生了一天昼夜的变化，白天为阳，黑夜为阴，人应该"日出而作、日落而息"；地球的公转产生了一年四季的交替，"春生、夏长、秋收、冬藏"，人应该"春夏养阳"、"秋冬养阴"。中医养生要求人们从"天道"出发，遵循宇宙天地的自然规律，在"天人合一"的和谐状态下，达到脏腑气血的阴阳平衡。

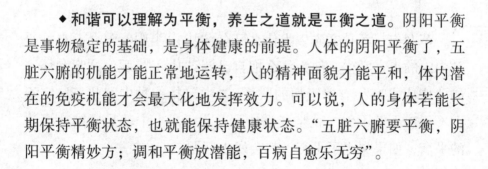

◆ **和谐可以理解为平衡，养生之道就是平衡之道。**阴阳平衡是事物稳定的基础，是身体健康的前提。人体的阴阳平衡了，五脏六腑的机能才能正常地运转，人的精神面貌才能平和，体内潜在的免疫机能才会最大化地发挥效力。可以说，人的身体若能长期保持平衡状态，也就能保持健康状态。"五脏六腑要平衡，阴阳平衡精妙方；调和平衡放潜能，百病自愈乐无穷"。

中医就是这么一门自然医学、平衡医学，中医就是强调平衡阴阳。

中医的"中"不仅仅是为了和西医有所区别，单纯指中国人的医学。"中"有表示方位的含义，它指"中央"，古人认为华夏

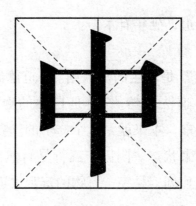

**中医就是平衡**

是世界的中心，因此把我们国家叫作"中国"，"中州"、"中原"也都是这个含义。中医的"中"是和"外"相对而言的，表示事物的"内部"、"里面"。中医认识和治疗疾病，强调的是内因，"有其内者必有其外"，内部的矛盾解决了，外面的现象自然消除。

革命先行者孙文先生为什么又名"中山"呢？蒋介石自称是孙中山的忠实学生，他为什么把自己叫"中正"呢？这都和儒家的"中庸之道"有着密切的联系。"中"指一种中间状态，它不上不下、不偏不斜，就是"适中"、"中和"。中就是要维持事物的平衡，如果失去了平衡，就会发生问题。

中医认为一切疾病都来自于阴阳的失衡，也就是说失了中道。人体有病，是阴阳失调，偏离了"中"。中医治病，就是调整阴阳，使它回归于"中"。因此说："中医者，中道之医也"。

《黄帝内经》说："阴平阳秘，精神乃治；阴阳离决，精气乃绝。"正常情况下，人体的机能应该保持阴阳平衡，如果这种平衡关系被打破了，偏离了中间状态，人就会生病，甚至死亡。生病是阴阳失衡所致，那么治病则是要分析引起阴阳失衡的原因，使紊乱的人体机能重新回归于平衡状态。因此《黄帝内经》又说："谨察阴阳所在而调之，以平为期。"治病是这个道理，养生也是如此，阴阳平衡是身体康复的良药。

# 三、五行与五脏养生

五行的最早记载见于《尚书·洪范》。周武王请教箕子治理天下的道理，箕子以五行来作答："一曰水，二曰火，三曰木，四曰金，五曰土。水曰润下，火曰炎上，木曰曲直，金曰从革，土爰稼穑。"阴阳五行是宇宙万物的宏观大道，五行之间的生克制化体现了生命的丰富多彩和生生不息。

## 1. 阴阳五行——宇宙万物的宏观大道

古人从观察天地的运行当中领悟出了阴阳五行规律，阴阳五行是宇宙万物的宏观大道。所谓宏观，就是从整体上去把握，居高临下、俯视鸟瞰，把对象放到一个包容它的更大的环境中去研究。研究人，要把人放到天地中间；研究天地，首先就要看地球的自转和公转。我们的古圣先哲没有望远镜、显微镜，他们认识事物的这种思维方式是很了不起的。

阴阳来源于地球的自转。地球的自转产生了昼夜的交替，白天太阳高照，阳的本意就是太阳；夜晚月光皎洁，阴的本意就是月亮。这种变化周而复始，这种现象普遍存在，引申到万事万物，就产生了阴阳学说。

五行来源于地球的公转。地球的公转产生了四季的更替，根据北斗七星的斗柄所指，斗柄指向东时为春季，草木萌芽，万物复苏，一派生发向上、欣欣向荣之象，因此把这种状态抽象为"木"的特性；斗柄指向南时为夏季，烈日炎炎，酷暑难当，抽象为五行之"火"；斗柄指向西时为秋季，草木凋零，一派肃杀气象，抽象为五行之"金"；斗柄指向北时为冬季，冰天雪地，大地封藏，抽象为五行之"水"。而不论北斗星的斗柄指向何方，四季如何更替，观察者始终是立足于地球的，地球就是五行的中央，抽象为五行之"土"。这样就产生了五行学说。

由此看来，阴阳、五行并不神秘，也并不是故弄玄虚，它是古人在整体直观的思维方式下，受天地运行的启发，对于宇宙最为朴素的认识，是对自然万物高度抽象后形成的概念。这种思维方式是中国古圣先哲的伟大创举。

和阴阳学说一样，五行学说并非指木、火、土、金、水五种具体的物质，而是把世界万物高度抽象为这五种最基本状态，并带着这种最朴素的认识去归类世界万物，以方便进行宏观层面的研究。

**（1）对五行最为朴素的认识**

**木**："木曰曲直"，木具有生长、升发的特性。树木的生长形态，为枝干曲直，向上向外周舒展。因而凡是具有生长、升发、条达舒畅等作用或性质的事物，都可以归属于木。

**火**："火曰炎上"，火具有炎热、向上的特性。因而凡是具有温热、升腾作用的事物，都可以归属于火。

土："土爰稼穑"，土有种植和收获农作物的作用。因而凡是具有生化、承载、受纳作用的事物，均可以归属于土。而且有"土载四行"和"土为万物之母"之说。

金："金曰从革"，"从革"是指"变革"的意思。引申为凡是具有清洁、肃降、收敛等作用的事物，都可以归属于金。

水："水曰润下"，是指水具有滋润和向下的特性。因而凡是具有寒凉、滋润、向下运行的事物，都可以归属于水。

## （2）世界万物都可以用五行归类

春天，花草树木生长茂盛，树木的枝条向四周伸展，养料往枝头输送，所以"木"代表气机向四周扩散的运动方式。夏天天气炎热，各种植物向上生长且长势迅猛，所以"火"代表气机向上的运动。秋天是收获的季节，树叶凋落，一派肃杀的气象，所以"金"代表气机向内收缩的运动。冬天冰天雪地，万物休眠，所以"水"代表气体向下的运动。以此类推，世界万物都可以用五行归类，最常用的五行归类如下：

### 五行归类表

| 自然界 | | | | | | 五行 | 人体 | | | | |
|---|---|---|---|---|---|---|---|---|---|---|---|
| 五方 | 五季 | 五色 | 五气 | 五化 | 五味 | | 五脏 | 五腑 | 五官 | 五体 | 五志 |
| 东 | 春 | 青 | 风 | 生 | 酸 | 木 | 肝 | 胆 | 目 | 筋 | 怒 |
| 南 | 夏 | 赤 | 暑 | 长 | 苦 | 火 | 心 | 小肠 | 舌 | 脉 | 喜 |
| 中 | 长夏 | 黄 | 湿 | 化 | 甘 | 土 | 脾 | 胃 | 口 | 肌 | 思忧 |
| 西 | 秋 | 白 | 燥 | 收 | 辛 | 金 | 肺 | 大肠 | 鼻 | 皮 | 悲 |
| 北 | 冬 | 黑 | 寒 | 藏 | 咸 | 水 | 肾 | 膀胱 | 耳 | 骨 | 恐惊 |

事物的五行属性是将事物的性质与五行的特性相类比而得出的。如果以自然科学的标准来衡量中医，这种取类比象的方法是不符合逻辑思维的，因此有人攻击中医不科学，但这种思维方式自有它的合理内涵。中医经过数千年的临床和人体验证，实践证明中医是科学、有效和安全的。

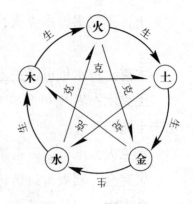

五行生克图

五行之间并非孤立和静止不动，阴阳学说讲对峙，五行学说讲流行。五行在相生、相克中，保持着动态平衡。

◆ **五行相生**：相生就是促进、助长和资生。相生的顺序是：木生火，火生土，土生金，金生水，水生木。它所蕴涵的意义其实很朴素。

**木生火**：木材通过燃烧可以产生火。

**火生土**：火燃烧之后即产生灰烬，灰烬即土。

**土生金**：大地蕴含着丰富的矿藏，土石可以提炼金属。

**金生水**：金属燃烧之后可以熔化为水。

**水生木**：水可以灌溉和滋养树木。

"生我"者为"母"，"我生"者为"子"，所以相生关系又可称作"母子"关系。如以火为例，木生火，木为火之"母"，土为火之"子"，也就是木和火、火和土都是"母子"。

◆ **五行相克**：相克就是制约、克制、抑制。相克的顺序是：

木克土，土克水，水克火，火克金，金克木。

**木克土**：木桩可插进土里，树木破土而出。

**土克水**：堤坝可阻止水流，土可以吸收水分。"兵来将挡，水来土掩"。

**水克火**：水可熄灭火焰，可以灭火。

**火克金**：烈火可以熔化金属。

**金克木**：刀具如斧头、柴刀等可以砍伐树木。

相生和相克是事物不可分割的两个方面，是自然界的正常现象和自动调节机制。没有生，就没有事物的发生和成长；没有克，就不能维持变化和发展。只有相生、相克，才能生化不息，维持事物的动态平衡，所以说"制则生化"。

自然万物随着地球的自转和公转，共同经历昼夜和四季的更替，因此包括人在内的地球万物都具有阴阳五行属性，逃脱不了这个规律的影响。因此，受阴阳五行学说指导的中医学，两千年来发展到今天，仍然以其超稳结构而具有强大的生命力。

## 2. 人体处处有五行，五行与五脏养生

人体处处有五行，这个五行就是以肝、心、脾、肺、肾为中心的五脏系统。中医的藏象学说根据五行的属性，采用取类比象的思维方式，把大自然的五色、五味、五方、五气都和人体对应起来，把五脏六腑和十二经络、五官九窍、四肢皮毛都连结成为一个有机的整体。人体的所有组织器官都在五脏的统领之下，各

司其职，共同完成复杂的生理机能。

日出东方，朝气蓬勃，春季草木萌芽，欣欣向荣，木具有生发、条达的特性，和人体的肝脏对应。"肝主疏泄"，为人体气机的调节系统，与情绪有密切的关系。"肝主藏血"，具有储存血液、调节血液流量等作用。肝在经脉上与胆相为表里，在体合筋，其华在爪，开窍于目。春季应该保养肝脏。

木——肝胆系统的常见病症有：烦躁易怒、精神抑郁、面色发青、两颊斑疹、偏头痛、见风流泪、眼睛干涩、目赤口苦、头晕耳鸣、血压不稳、两胁胀痛、抽筋、乳房胀痛、乳房萎缩、白带异常、月经不调、痛经闭经等。

南方炎热，酷暑难当，火具有温热、蒸腾的特性，和人体的心脏对应。心为人体的"君主之官"，起着主宰生命活动的作用。"心主血脉"，全身的血液都在脉中运行，依赖于心脏的搏动而输送到全身。"心主神明"，人的精神、意识和思维活动不仅归属于五脏，而且主要归属于心，中医的心脏包括了大脑的部分功能。心在经脉上与小肠为表里，在体合脉，其华在面，开窍于舌。夏季应该保养心脏。

火——心（脑）小肠系统的常见病症有：面色苍白或者潮红、失眠多梦、头晕目眩、心悸、胸闷气短、健忘、手足心多汗，肢体的血液循环瘀阻等。

"土为万物之母"，大地能够长养万物、孕育庄稼，脾脏位于人体的中部，是营养的供应系统。脾和胃相为表里，是人体主要的消化器官，是"气血生化之源"和"后天之本"。"脾主运化"而"胃主受纳"，脾主升而胃主降，二者互相配合给全身消化和输送营养。"脾主统血"，能够统摄、管理血液使之正常运行而不溢出脉管之外。脾在体合肌肉，主四肢，其华在唇，开窍于口。一年四季都应该保养脾脏。

　　　　土——脾胃系统的常见病症有：面黄长斑、精神疲倦、四肢无力、不思饮食、消化不良或多食易饥、浮肿、肠胃不舒、胃下垂、腹胀、便溏或者便秘、消瘦或者虚胖、肌肉松弛、缺乏弹性、月经量过多或过少等。

　　　　日落于西，万物寂静，秋季草木凋零，一派萧条，金具有肃杀、敛降的特性，和人体的肺脏对应。"肺主气，司呼吸"，协助心脏完成人体的气血循环。肝脾的气机主升，肺胃的气机主降。肺通调水道，对水液代谢如大小便、出汗等起着调节作用。肺在经脉上与大肠相为表里，在体合皮，其华在毛，开窍于鼻。秋季应该保养肺脏。

　　　　金——肺大肠系统的常见病症有：鼻炎、咽炎、咳嗽、胸闷气喘、皮肤容易过敏、痘疹痒痛、免疫力下降、汗多、容易感冒、颜面浮肿、便秘等。

北方寒冷，冰天雪地，冬季万物蛰伏，深藏不出，水具有寒凉、滋润的特性，和人体的肾脏对应。"肾藏精"，主生长发育与生殖，为"先天之本"，生殖和性功能的盛衰和肾有直接关系。肾为水脏，在经脉上与膀胱相为表里，主持管理全身的水液运行，调整排尿与通便。肾在体合骨，肾脏的精气能够充养骨髓；肾其华在发，开窍于耳及二阴。冬季应该保养肾脏。

水——肾膀胱系统的常见病症有：耳鸣耳聋、多汗、下肢浮肿、颈腰关节不舒、脚跟疼、骨质增生、早衰、小便频繁、房事冷淡等。阴虚则口干舌燥、五心烦热、遗精、早泄；阳虚则手足发凉、畏寒怕冷、阳痿、宫寒。

## 3. "阴阳二十五人"，看看你属于哪一种?

"人贵有自知之明"，也许人最不了解的就是自己。
"仁者爱人"，了解人是爱人、帮助人的前提。

中医四诊"望、闻、问、切"，望诊是居于第一位的。望诊就是望五行。

根据五行理论，人可分为木、火、土、金、水五种类型，而其中的任何一种五行又可以再分为五种，这样总共就是二十五种。《黄帝内经》的"阴阳二十五人"比较复杂，我在临床上一般先把人的体质分为五种，然后再看每一行的偏盛、偏衰，这样就可以大致掌握一个人的整体状况。

> 木行人：木行人的外形特征是面色青，头小，面长，肩背较宽，腰身挺直，身材修长，手足灵活，举止潇洒，头发浓密光亮，有如树的特征。女性则婀娜多姿，亭亭玉立；男性则易于成为美男子、型男，多为女性青睐的偶像。

木行人有仁慈、恻隐之心，为人义气、慷慨，乐于助人，活泼，积极上进。木在人体对应的是肝脏，而肝脏是"将军之官"。木行的人一般而言胆子较大，做事很有魄力，具有做将军的禀赋，《三国演义》里的姜维死后被人把身体剖开，发现他"胆囊很大"。

木气太盛则容易躁怒，如果再有火的因素就更加急躁了，气大伤身，虽然木行人有能力、容易成功，但也容易偏激，把事情做坏。木是升发向上的，如果木气太旺则往往给人以嚣张、目中无人的印象；木气不足则谨小慎微，甚至胆小如鼠，不能成就大事。如果木气郁闭又土气不足，木来克土就会肝气郁结，爱生闷气，郁郁寡欢，比如《红楼梦》里的林黛玉。木行人要加强肝脏的保护，要避免生气，女性容易患偏头痛、乳腺增生、月经不调等疾患。

> 火行人：火行人的外形特征是红脸，下宽上尖较圆的那种脸型，胸肩较宽，身体壮实，手足较小，性情急，语速快，富有鼓动性，适宜做演说家和从事小品演员、动作演员之类的职业。

火行人的最大特点是积极上进，热情豪迈，坦诚友好，注重仪表，谦恭有礼，富有激情和冒险精神，有自信心和雄心壮志，勇于革新，仗义疏财，不重金钱，坚定，精力充沛、有领导才能，适宜做某方面的领袖。

火气太盛则容易冲动，表现为爱激动和感情用事，性情急躁，言语激进，逞强好胜，易惹是非，做事多变，缺乏耐心，变化无常，有始无终。火气不足，生命的活力就会下降，如周幽王"烽火戏诸侯"的褒姒"千金难买一笑"，就是因为心脏火力不足，阴气太盛的缘故。火气过旺人就会喜笑不休，小品演员侯耀文、高秀敏都死于冠心病，与"喜伤心"不无关系。火是要燃烧的，生命力毕竟有限，火太旺了常常受累的器官是心和脑，性情急躁、容易上火的"红脸"多是心脏病的易发人群，代表人物是功夫巨星李小龙。李小龙身体精瘦，全身没有一点多余的脂肪，这是水虚；个性刚烈，性格急躁、冲动，这是火气过盛。水虚不能滋养肝木，肝木化燥而虚火上升，水火相克，最终在他年仅 32 岁的时候生命就过早地灰飞烟灭了。

土行人：土行人的外形特征是肤色较黄，五官饱满，鼻头圆钝，嘴唇宽厚，肩宽背厚，膀宽腰圆，脂肪饱满，腹部凸出，四肢粗壮，肌肉丰满。

土行人温柔敦厚，性情平和，音声很重，慢慢吞吞的样子，一点儿也不急躁。大地的胸怀是很广阔的，土可以包容一切，土行人人缘好，性情温和、随和，富有亲和力，容易和众人相处；

处事稳重，心地善良，喜做慈善事业；客观，现实，慎重，为人忠孝至诚，言必行，行必果，乐于奉献，兼收并蓄；有事业心和有组织能力，坚贞，讲求自我修养，不趋炎附势、弄权玩势。朱德总司令可以算作一个典型，毛主席评价他说："意志坚如铁，胸怀大如海"。

土气过重则性格内向、保守、迟钝，怕担风险，愚顽固执，缺乏想象力，过于缓慢、消极，不主动，土虚之人则优柔寡断，容易坐失良机。脾是主思的，脾虚的人爱想事，也许可以成为思想家，孔子大概可以归于土类。土行人易患胃肠方面的疾病，土太多则聚湿生痰，人易肥胖；土太少则气血不足，瘦弱多病。

> 金行人：金行人的外形特征是面方而白，鼻直口阔，发际凸出，眉毛如剑，骨骼清秀，线条分明，体健神清，形体瘦削，骨节外露，关节突出，四肢清瘦，手脚较小，动作敏捷。

金的特性是棱角分明，有肃杀之气，金行人个性刚烈，斩钉截铁，爱憎分明，刚毅果断，不畏强暴，疾恶如仇，具有很强的正义感；有自知之明，深知廉耻，做事果断利落，雷厉风行，从不拖泥带水，这一点和土行人有很大的不同。金行人性格坚定，不妥协，严而有威，独立，自立性强，成功欲强并能兑现，多为将才，很适合做检察官。不畏皇权的"包青天"就是一个典型例子。是金子总是要发光的，金行人很引人注目，容易出名，适合做教师、医生，或者在演艺圈发展。

如果金气过盛，自我意识强烈，往往有暴力倾向，性情急躁、强悍，做事鲁莽、有勇无谋，好斗贪婪，不仁不义。"过刚则易折"，容易遭受挫折。金行人"眼睛里揉不进沙子"，要记住"水至清则无鱼，人至察则无徒"这句话。金气不足肺气就会虚弱，经常会悲悲切切，优柔寡断，免疫力低下，容易患呼吸道疾病。

> 水行人：水行人的外形特征是面色较黑，身体上长下短，肩小，腰腹大，腰身长而靠下，喜静不喜动。

水行人聪明，有智慧，含蓄而不张扬，深藏不露，深谋远虑。他不一定可以成为领袖，但可以成为科学家或者谋臣，一般在幕后出谋划策，运筹帷幄，像范蠡、刘伯温那样的人物。水是无常态的，随势而变，因此水行人的适应性极强，一般不会吃亏。水行人谦虚，妥协，调和，不坚定，灵活，敏感，具有说服力，适于劳心，不适于劳力。

水气太盛则容易泛滥成灾，表现为奸诈、贪婪、诡计多端、为人反复无常，历史上的一些奸佞之人等都是鲜明的例子。女人水多则淫荡，容易"红杏出墙"，像潘金莲一类的淫妇，都是五行水太多的缘故。水太少则先天肾气不足，命薄如纸，一生体弱多病，做什么事情都很难成功，命理学讲"十恶大败"日出生的人，大多如此。水行人容易患心、肾方面的疾患。

古人先从体形与外貌特征上划分出五行之人，再根据不同的五行特征来描述人的个性特征，这是最为朴素、唯物的心理学。

实际上人的五行没有是单一类型的，大多数人都属于五行的混合体，如水中木、火中金等。具有五行的多重性也决定了个性心理的复杂性，因此才会出现"百人百姓"芸芸众生。

## 4. 五行决定性格，性格改变命运

人的生理和心理、性格都是相通的，具备什么样的五行，就决定了你会有什么样的秉性，从而进一步影响着你的喜好、对于事物的看法、生活态度等。从这点来说，一个人具有什么样的性格，爱好什么颜色的衣服，喜欢吃什么味道的食物，会得什么样的疾病，这一切都不是偶然的现象。俗话说"三岁看大"，"江山易改，禀性难移"，就是这个道理。

我们平时在日常生活中经常会见到这样的现象，有些人一见如故，初次见面就觉得好像很熟悉似的，而且很快成为了好朋友；但也有些人一见面总觉得对方不顺眼，就是对头，好像有多少年的仇恨似的，根本合不来，这中间有蕴含着五行生克的道理。相生的能合得来，互相是有利的，合作生意也容易成功；相克的则往往以失败甚至反目为仇而结束。

爱情和婚姻也包含着深刻的五行规律。什么是爱情呢？男人是阳，女人是阴，爱情就是阴阳、五行之间的融合，就是寻求另一半来互相融合。即以自己五行的不足，寻求对方来弥补；或者以自身五行的偏盛，去弥补对方的不足。男女双方互相怜惜，这才是爱情的本质和最高境界。有人说，宁愿找相近的，不要找相反的，这是爱情和婚姻的辩证法。

物质世界是多样的，富有各种色彩。人的五行既是有规律的，同时也具有多样性。没有谁是只具备一种五行的，每个人都是五行的混合体。假如同时具备木、火的品质，木能生火，火气是上升的，那么这个人就会很张扬，甚至发狂。假如同时具备木郁、土虚，木来克土，肝郁脾虚，人就会不思饮食、四肢无力、郁郁寡欢。假如既有土气不足，又水湿泛滥、火气不足，人就会显示一派阴寒之象，出现畏寒怕冷、手足冰凉、消极淡漠、缺乏活力、性功能下降等症状。

吴承恩构思《西游记》时运用了五行理论，唐僧师徒五人就是五行的化身。唐僧温柔敦厚，善良仁慈，这是土的特性；孙悟空火眼金睛，疾恶如仇，是火中金；猪八戒以吃为主，善于水下作业，是土和水；沙僧青面红发，英勇善战，是木和火；白龙马英俊潇洒，风雨兼程，是木的特性。

"曹操诸葛亮，脾气不一样。"正因为偏，所以才会在某一个方面有所特长。五行过于专注一点，甚至可以成为某一行业的专家，因此有人说艺术家和作家都是"疯子"。五行均衡、全面的人身体既好，事业又成功，应该是"圣人"一类的人吧，但并不多见。聪明的人往往困扰于睡眠很差，有成就的人往往身体会出毛病，人都不能够十全十美。

五行不平是疾病的本质原因。具备某种五行，就大体决定了你的身体状况。因为每个人的五行天生下来就是不平衡的，这也就注定了人都要和疾病打交道。为什么有些人患糖尿病，有些人却患高血压、胃炎呢？有些人经常呼吸道感染，肝脏却很好，有些人容易得脂肪肝，却不容易过敏等？人和人之所以会出现不同的疾病，就是由每个人不同的五行来决定的。

中医治病就是调整五行。中医治病很重视人的体质，现代医学讲遗传基因，中医讲阴阳五行，这是有科学依据的。了解了五行的属性和在人体的应用，就可以根据身体所出现的一些病状，有针对性地进行调理，使身体归于平衡。五行虽说是先天决定的，但后天仍然可以有很大程度的改善。先天只是一个初始状态，人生活在社会上，所处的环境、个人经历、饮食习惯不同，都会对五行产生影响。而一旦五行改变了，身体的状况改变了，性格、心理等各个方面也会随之发生变化。

"人是生而平等的"，但每个人也有着禀赋的差异。中医叫五行，命理叫四柱，现代医学叫基因。所谓"命运"这两个字，意思是说命虽然是先天就注定的，但运却是可以改变的。对待四柱八字要采取科学的态度，批八字，批的是封建糟粕的宿命论思想，学习它，是要合理地安排你的一生。革命家反对宿命论，因为都认命安于现状了，革命就不会取得成功。中医既反

对宿命论，又要求你尊重生命规律，这样才能达到祛病强身、
延年益寿的目的。

　　人的一生，就是修炼自己，
　　磨去你的棱角，
　　使自身协调，与万物融合。

# 第 二 部 分
## 原来你就是这样失去健康的

我凭着医生的良知，

怀着对兄弟姐妹的爱心和对父母的报恩之心，

告诉你——

你已经错了，不可以再继续戕害自己！

# 一、我为什么反对你动手术

中国的剖腹产比率是全世界最高的！

这些话我只能轻声告诉你，

一般人儿我不告诉他（她）。

毛主席一生提倡中医中药，他的保健医生蒲辅周就是北京"四大名医"之一。晚年他患白内障，没有选择西医做手术，而是采用了中医简便的"金针拨障"术，术后效果很好。在我早年的行医生涯中，曾有多例脑出血的患者未经手术，经中药结合针灸治愈，肢体活动自如，生活自理。

## 1. 频频举起的手术刀，都是市场经济惹的祸

十多年前我在老家街道行医的时候，对面住着我初中同学，她母亲患有高血压、颈椎病多年，经过中药结合针灸治疗，带病延年，相安无事。后来我搬到西安行医，有一天回到老家，突然听说我这位同学的母亲已经四肢瘫痪了，令我大吃一惊！一打听才知道，这位同学听我们另外一个同学（某医院外科主任）说她母亲的颈椎病可以通过手术进行根治，结果手术之后就四肢瘫痪了！可怜的老太太，被儿子的好心办了坏事！

当今医疗，像这种超过病情需要的"过度医疗"已经十分普遍：过度用药，尤其是滥用抗生素；过度检查——不管病情是否需要，一开检查一大堆；过度诊疗—扩大手术适应症范围；滥用手术，特别是剖腹产，在某些医院甚至已经超过了70%。

为什么会出现这些"过度医疗"的行为？原因在于医务人员的收入与经济效益挂钩，而手术最能为医院创造经济效率。有些病其实完全可以用药物来保守治疗，但在医生的"循循善诱"下，你会觉得除了动手术再没有其他路可走，或者难免一死！在死亡和金钱之间，你还能做出怎么样的选择呢？

1992年我刚毕业的时候，初到一家基层医院工作，我同学的母亲腹痛难忍，被诊断为慢性阑尾炎急性发作，医院让动手术。同学征求我的意见，我认为既没有化脓，也没发高烧，估计保守治疗是可以的。就用针灸先止住疼痛，然后给中药治疗，一个多礼拜就痊愈了，直到十年后她母亲去世都没有复发。但是因为"抢"去了外科的病人，影响了医院的收入，导致我和医院领导的不和。

后来我自己开门诊，表姐的公公患急性腹痛，某医院诊断为肠梗阻，第二天就要动手术，她打电话问我怎么办？我跟她去医院，检查他公公的腹部实实的，好像有宿便，他说十多天都没大便了，我就赶紧给他开了一副泻药通便。下午熬药喝，一宿大便了七八次，肚子一点也不疼了。医生一上班，他就嚷着没事了，要办出院手续。如果动手术，最少也需要三四千块钱，几元钱的中药竟然断了医院的财路。

中医之所以被压制，是因为中医治病花的钱不及西医的1%，对提高GDP更没有什么益处。西医为了创造经济效益而滥用手术、滥用抗生素，已经占据了90%的医疗市场。吕嘉戈先生在《中医遭遇的资本阴谋与制度陷阱》一文中指出："随着西医在中国的强力推广，中医被迫退出医疗卫生体系，走向偏远的农村。虽然宪法规定医药卫生事业实行中西医并重的方针，其实质是名存实亡，西医独霸天下，到现在中医已经到了被边缘化的危险境地。"

针灸疗效这么神奇，但医院里的中医科室都是最不赚钱。针灸需要在中医辨证基础上确定选穴治疗，但一次收费却不过几十元钱，同样的病如果看西医或者动手术则要花费几十、几百倍之多，国家中医药管理局曾对66家中医院的54个中医服务收费项目进行了成本与价值的比较，结果发现有近3/4的项目亏本经营，例如中药熏药、骨折手法整复术、拔罐、耳针疗法等的盈利率全为负数。

就以脑血管疾病为例，放支架可以撑开脑部梗塞狭窄的血管，由于脑血管远比心血管要复杂得多，这一手术有着严格的适应症。脑血管狭窄没有症状或者狭窄未达到70%，一般是不建议放支架的，因为随意放支架不仅会增加患者的经济负担，还会出现很多并发症和副反应，它可以导致血流加快，极有可能"冲破"其他部位的血管，导致脑出血甚至死亡。现在一见脑出血医院就急于动手术，有些患者当即就倒在了手术台上，有些虽然侥幸保住了命但却遗留下较为严重的后遗症。

在我近二十年的行医生涯中，有较多的中药针灸治愈手术后遗留偏瘫的病例。也有多例不需要手术就治好的脑出血病例，最多的一例脑膜外出血，出血量甚至达到了 150 毫升，生命奄奄一息，但在我针灸结合中药的精心治疗下获得了痊愈。我还用针药结合的方法治愈了许多颈椎病、腰椎间盘突出等病症，用仙方活命饮治愈了肛门脓肿，有用少腹逐瘀汤治愈了子宫肌瘤等。1999年 8 月，合阳行家庄党明的母亲患股骨头坏死，经我用针灸结合中药汤剂、丸剂治疗将近一年，最终下床行走，生活自理。2010 年 5 月，西安书院门一位叫徐金宝的画家股骨颈骨折，已经住到了医院准备手术了，先一天晚上他儿子邀请我到医院看诊，最终拒绝了手术方案，经中药治疗两个月即可下床行走，康复如初。

30 多年前西医在中国还不是很发达的时候，我们没有看病难、看病贵这么些突出的问题。但是现在随着数千万医疗设备的投入，一座座现代化的医院拔地而起，反而不敢看病，看不起病，这是为什么呢？由于医疗的公益性质被淡忘，医院被推行了市场，医生要赚钱，于是手术刀频频举起，而由此也把医生和患者推向了水火不容的对立面，医疗事故和医患纠纷层出不穷。

## 2. 中医是和谐疗法，西医是对抗疗法

这儿长了肌瘤，那儿出现了增生，你期望"快刀斩乱麻"，期望自己的病痛能够在医生的手术之下"一刀了之"，但结果却往往难遂人意。人们往往把自己的病症简单化，患病后不是认真分析引起疾病的真正原因，不调理自己的生活方式、饮食和情绪，把康复的希望全部寄托在医院和医生身上，这都是不切合实际的想法。

动手术是为了治病，但却动出了一身的毛病。我经常见到一些胆囊手术后腹泻的患者，拉肚子不止，面黄肌瘦；经常见到阑尾炎手术后仍然腹部疼痛的患者，手术后伤口粘连更为漫长和持久，疼痛会和你相伴一生。还有女性卵巢手术之后乳房萎缩、阴道干涩、性欲冷淡，失去了夫妻生活的乐趣；痔疮数次手术后肛门括约肌失常，大便失禁；前列腺手术后小便失禁；腰椎间盘突出症手术之后不能弯腰，稍有不慎就会复发。

　　今天我们知道扁桃体是空气进入我们身体内部时，站在门口的两个卫兵，以防止细菌和病毒进入体内造成伤害，但这却是在西医不分青红皂白地割掉了成千上万孩童的扁桃体，由此造成了他们免疫功能的下降之后才认识到的。

　　动手术后不但没有消除病患，而且手术的后遗症层出不穷，所以又不得不考虑再次动手术，这样就掉入了动手术的陷阱而不能自拔。难怪《中医之钥》说："从扁桃体腺、阑尾的手术进展到乳房、子宫切除的手术，一直到器官的移植，好像只要患者不死在手术台上就是医疗的成功；而把长远的生命健康置之不理，造成今日医疗对于人类健康的危害越来越大。更为可悲的是，大众却都在盲目地相信这种现代

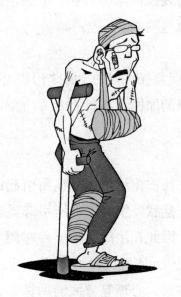

**手术之痛**

医学的所谓发达和进步。这真是‘打着科学的旗号杀人’”！

中医是和谐疗法，西医是对抗疗法。西医的最大缺陷是“只见树木，不见森林”，把人看成是一架静止的机器，把每个组织器官都片面地孤立起来，当有病变的时候，先是用药物狂轰滥炸一番，如果还不能解决问题，就用手术刀割掉。给人看病就好像修理机器一样，头痛治头，脚痛治脚，有骨折就加钢板，供血不足放支架。

中医的最大特点是整体观念，人体的各个部分都是一个有机的整体，身体外部的病变和内在的脏腑有着密切的联系，身体局部的病变其实是整体病变的一个反映。中医认为“肝开窍于目”，肝经的经脉和眼睛相连，当肝火过旺或者肝血不足的时候，就会影响到你的视力，出现眼睛干涩、视物不清，以及长出云翳，甚至出现白内障等病症，中医治疗就会从调理肝脏的气血，预防和治疗这些病症。

《黄帝内经》说：“治病必求于本”，就是说一定要分析引发疾病的原因，要针对疾病的本质来治疗，而不是只看它的表面现象。

比如由于情志不畅所引起的乳腺增生病，那么乳腺增生只是一个症状，情志不畅所引起的肝气郁结，气滞血瘀才是疾病的本质。因此在治疗时不能一味简单地止痛，更不能动手术“一刀了之”，而是要从她的原因入手，疏肝解郁，调理情志，并结合生活方式、心理等方面的循循善诱，以排解她内心的郁结，这才是治本的方法。

## 手术刀使你"性福"不在

　　2008 年春季，西安西郊一位曾做过五次手术的女性找我诊治。她四十出头，身材苗条，皮肤白皙，然而却是一身的伤痕累累。看着她身上一缕缕如蚯蚓状的疤痕，我几乎目不忍睹！剖腹产的刀口就不说了，七八年前右胁疼痛，胆囊被割掉了，病痛非但没有减轻，反而变本加厉接踵而来。不久又右下腹疼痛，把阑尾也割了。阑尾切除后乳房又开始胀痛，到医院一检查说有纤维瘤，又动了一刀。然而她的噩梦远没有结束，更大的厄运在等着她。突然有一天，她的阴道大量出血，几乎昏厥过去，为了止血摘掉了子宫！她现在找中医来调理，是因为她醒悟了，已经没有剩下多少女人的东西可以再割了！她的性格追求完美，婚姻事业又难遂人愿，肉体支离破碎，内心伤痕累累，直至历经沧桑而容颜不再，真是一个不幸的女人！

　　近年来，年轻女性未婚先孕，做人流手术的与日俱增。已婚女性患子宫肌瘤、卵巢囊肿等疾病的与日俱增。好些患者没有经过慎重考虑，就轻易地被动了手术，摘除器官。拿子宫肌瘤来说，它号称为"妇科第一瘤"，好发于 30 岁以上的女性，发病率高达 60%。但它属于良性肿瘤，并非癌症，恶变率仅仅 0.41%。很多人为了一个小小的肌瘤，甚至把整个子宫都像马蜂窝一样连锅端掉了！子宫能产生多种生物活性物质，有重要的内分泌功能，绝经前切除了子宫，即使卵巢还在，也会引起更年期综合征、冠心病及骨质疏松症。

调查显示：切除了子宫的女性，常常会引起夫妻性生活不和谐，离婚率较正常女性高出 20%。还有众多女性在卵巢手术之后乳房萎缩、阴道干涩、性欲冷淡，失去了夫妻生活的乐趣，失去了女性的温柔娇艳之美。

"今天割子宫，明天割乳房，割完了你还割什么？你已经不是一个完整的人了，更不可能成为一个完美的女人！你是我的姊妹至爱，我能做的，不仅仅是为你低声抽泣！"

### 3. 中医的多种疗法并举，是避免手术之痛的有效途径

由于医疗的市场化随之带来的中医的衰落，现在已经很少有人去看中医了，中医能够治疗西医需要动手术才能够解决的问题？也许有人会觉得不可思议，以为这是天方夜谭。

我学医之初就有痔疮，没有动手术，也没有吃任何药物，就是单纯贴压耳穴治好的，到现在二十多年了没有复发。行医二十年来，我用中医针灸、内服外治治了许多西医认为必须要动手术才能治愈的病例。由于信任度的关系，这里面有多数是我的亲属、朋友以及很熟知我的患者。

1992 年的夏天，大姐的婆婆发高烧、呕吐、右胁下疼痛，被我们当地医院诊断为胆结石、急性胆囊炎，说是必须要动手术摘掉胆囊。大姐和姐夫问我，能不能用中药治疗？当时老太太已经七十多岁，看着她疼痛难忍的样子，我说："先试试看吧，如果不行了再动手术不

迟。"我先给她扎针内关、阳陵泉和胆囊穴，一扎就疼痛减轻了，不呕吐了，也开始吃饭了。再给她开了几副大柴胡汤，她拉了几次肚子之后，高烧也退了，所有的症状都逐渐消失。再经过一段时间的治疗，B超证实胆结石已经消失。老太太为人友善，于2004年因为心肌梗塞去世，享年八十八岁。后来，我还用同样的方法治愈了几例胆结石、膀胱结石、肾结石等。

2003年的一天，新加坡的二哥打来电话，原来是我侄子刚生下来就全身发黄，到现在已经过去了十多天，黄不但没有退反而越来越严重了，全家人都很紧张。我告诉二哥说不必恐慌，这种病中医上早就有了，叫作"胎黄"，西医把这叫作"黄疸"。黄疸有两种，一种是生理性的，一般两个礼拜之内也就退下去了，侄子的已经过了两周还没有退去，可见属于病理性质的。二哥问我："中医有治疗的办法吗？"我说："当然有的是办法，咱们的外甥女小时候有黄疸性肝炎，就是用中药治好的呢。但不知道新加坡那边有没有中药，能不能买到茵陈？"二哥说买中药挺方便的，等他买到后我就告诉了他服用的方法。侄儿用茵陈水治疗之后见效很快，三天就开始明显地退黄，两个礼拜过后就看不见一丝儿黄气了。后来去医院化验检查，证明已经痊愈，连医生也觉得真是不可思议。

中医至少有两千多年的历史，西医传入之前我们的祖先一直用中药针灸来防治疾病。中医不仅有"外科鼻祖"华佗，还有张仲景、孙思邈以及历朝历代的千千万万中医，他们用中药、针灸等内服结合外治的多种疗法为患者解除病痛。

中医治病是调理脏腑气血使之达到"阴阳平衡"的状态。人生病的根本原因是脏腑气血的功能失去了平衡，治病就是以药物的偏性来纠正人体的偏性，通过调理脏腑气血而达到"阴阳平衡"的状态。

中医重视正气的作用，重视人体自身的自愈能力。不管是中药还是针灸，或者疏通经络，或者补气，或者补血，或者滋阴，或者壮阳，中医都重视通过调动人体自身的康复能力来达到治愈疾病的目的。

中医从一开始就把人自身的和谐、人与自然的和谐作为防病治疗的根本目的，形成了无数完备、系统的预防、治疗、保健理论体系。

经常见到这样的患者，他们平时不保养自己的身体，有病不去看中医，不相信中医，等到患了绝症、西医无法治疗的时候他反而找中医治疗。这种抱着期待奇迹出现的心情与对中医的无知、怀疑的矛盾心理着实令人叹息！中医难道仅仅是你绝望之际救命的稻草吗？

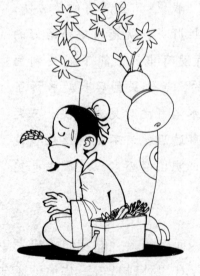

**中医不是稻草**

治病应该坚持"能吃药不打针，能打针不输液，能保守治疗就不动手术"的原则。经常找中医调理的好处是既能防病，也能治病，"三分治而七分养，"预防大于治疗。能不动手术的就不动手术，动完手术会造成另一种无法恢复；能整体治疗，就不要局部治疗，因为身体的任何部位都与整体有着盘根错节的联系。"偏听则暗，兼听则明"，碰到西医说需要动手术的病症，应该先去问问中医有没有不动手术的办法，然后再动手术不迟。中医养生，教你走出一生病就盲目动手术的误区，走上和谐养生的康复之路。

# 二、奥林匹克冠军不是我的梦想

你是否黎明即起，

夏练三伏，冬练三九呢？

这不是锻炼身体，这是戕害自己。

奥林匹克冠军不是我的梦想。

## 1. 养生不是练形体，千万不要死于无知！

50

2004 年雅典奥运会上，当刘翔以 12 秒 91 的成绩打破奥运会纪录，身披国旗，纵身一跃，站在 110 米栏冠军领奖台上的时候，全世界为之欢呼雀跃，中国人顿觉扬眉吐气。然而 2008 年的北京奥运会风光不再。

刘翔和姚明无疑都是国人的骄傲，他们赢得了荣誉，但身体却早已是伤痕累累。姚明曾屡次受伤，头皮被撞伤、脸被抓伤，从 2005 年 6 月接受左脚踝骨的骨刺去除手术，至 2009 年 7 月因为左脚骨裂而再次进行修复手术，他在 5 年之内经历了胫骨骨折、大脚趾骨折等近 10 次大小不等的手术。

谁是刘翔和姚明脚伤的罪魁呢？运动，无疑是长年累月超强度的运动。运动员们看似肌肉发达，浑身充满活力，可是看看他们的健康状况，也许你能够领悟到一些什么。好多运动员经常带伤训练，有些人退役时腿脚的"质量"已跟年龄比他们大两倍的人差不多了。

　　有人调查过 48 位平均年龄为 32 岁的运动员的身体状况，竟然有 75% 的运动员患上了心肌纤维化和心室扩大，但这在普通人群中只占 13%。有人对 6000 名已故运动员做过统计，他们的平均寿命仅仅 50 岁，远低于一般人平均 70 岁的寿命。运动员的健康状况是不容人乐观的！

人体的运动是有极限的，在剧烈的运动中不乏猝死的案例。今天用马拉松长跑的方式纪念这么一位英雄，但并非要以损害我们的健康作为牺牲。

　　国内外一些学者曾提倡对冠心病通过体育治疗，认为跑步可以改善心血管功能，降低心肌梗塞的死亡率。可现实并非如此，在体育锻炼中发生猝死最典型的例子，就是提出这项运动的美国养生学家费克斯本人。他在一次长跑中超负荷运动，结果导致了心源性猝死。

　　健康并非取决于华丽的外表和拥有一身强健的肌肉，而主要是看你的脏腑功能是否协调，经络气血是否通畅。运动场和健身房并非养生的全部，但好多人都不懂得这个道理。

## 2. "春夏养阳，秋冬养阴"，"顺应四时"养生

经常有人问，一年四季、一天之内，哪个时间的锻炼效果最好？有些专家说是应该早上锻炼，有些又认为应该晚上锻炼，让人无所适从。中医认为，养生之道就是要顺应四时，随昼夜节律而进行合理调摄。所以说什么时候去锻炼，怎么样锻炼，取决于自身的脏腑气血是否合乎天地之气的升降浮沉。

中医养生的第一要义就在于和谐，不仅要求人自身的五脏六腑、经脉气血的协调，也要求与天地自然协调，尊重天地变化的客观规律，合理地安排饮食起居。

《黄帝内经》说："人以天地之气生，四时之法成。"人禀受天地之气而生，一年四季"春生、夏长、秋收、冬藏"，人应当顺应这个节律。《黄帝内经》说："夫四时阴阳者，万物之根本也。所以圣人春夏养阳，秋冬养阴，以从其根，故与万物沉浮于生长之门。逆其根，则伐其本，坏其真矣。"这就是说：人应当"顺应四时"养生。

"春三月，此谓发陈，天地俱生，万物以荣，夜卧早起，广步于庭，被发缓形，以使志生，生而勿杀，予而勿夺，赏而勿罚，此春气之应，养生之道也。逆之则伤肝。

夏三月，此谓蕃秀，天地气交，万物华实，夜卧早起，无厌于日，使志无怒，使华英成秀，使气得泄，若所爱在外，此夏气之应，养长之道也。逆之则伤心。

秋三月，此谓容平，天气以急，地气以明，早卧早起，与鸡俱兴，使志安宁，以缓秋刑，收敛神气，使秋气平，无外其志，使肺气清，此秋气之应，养收之道也。逆之则伤肺。

冬三月，此谓闭藏，水冰地坼，无扰乎阳，早卧晚起，必待日光，使志若伏若匿，若有私意，若已有得，去寒就温，无泄皮肤，使气亟夺，此冬气之应，养藏之道也。逆之则伤肾。"

"一年之计在于春"。春季是生发的季节，天气渐暖，万物初生、欣欣向荣，最利于吐故纳新。经过了冬季的休整，春天人体的阳气也开始趋向于体表，因此要适应这个春生之气。在风和日丽、鸟语花香的日子里，应该晚睡早起，松开头发，舒松衣带，让形体舒展；多到户外活动，或踏青郊游，或登山赏花，或临溪戏水，以陶冶性情，使阳气得到进一步的生发，使精神状态与自然界的生发之机相适应，保持自身与外界的和谐。如果违背了这个规律，就会损害肝气。

夏季是生长的季节，万物茂盛、郁郁葱葱，应该晚睡早起，让精神充实，保持阳气的宣通，与夏季的长养之气相适应，不然就会损伤心气。

秋季是收获的季节，天高气爽、草木凋零，应该早睡早起，使精神安定、神气内敛，以适应秋季收敛的特性，不然就会伤及肺气。

冬季是闭藏的季节，水冰地裂、万物蛰伏，应该早睡晚起，待到日光照耀时起床才好，不要轻易扰动阳气，使精神内守而不外泄，不要使皮肤开泄，以适应冬季封藏的特性，不然就会损伤肾气。

> 四季养生的原则是：春季和夏季是人体气机宣发、生长的季节，应该保养好身体的阳气；秋季和冬季是气机收敛、封藏的季节，应该保养好身体的阴气。

一年四季有"春生、夏长、秋收、冬藏"的节律，一日之内也有太阳东升西降的昼夜交替，养生就是要保养阴气以制约你的阳气，保养阳气以化生阴气。这样就会阴生阳长，达到阴阳和谐的状态。

## 3. 早上锻炼好还是晚上锻炼好？"闻鸡起舞"的误区

"一日之计在于晨"。早晨太阳从东方升起，经过了一夜的休眠，人体的阳气也随之升起，所以这个时候就应该顺从身体的自然节律，进行适当的户外活动，使气血调畅。傍晚太阳从西方降落，人体的阳气随之逐渐潜藏，经过了一天的劳累，这个时候吃完晚饭稍微休息，去散步或者做一些很舒缓的运动，然后就应当上床睡觉了。这就是"阴生阳长"的奥秘。

古人都知道"日出而作，日落而息"的道理，但现代人最忽视的莫过于此。

好多人效仿祖逖"闻鸡起舞"，天还没亮就起床锻炼身体去了，岂不知祖逖"闻鸡起舞"是为了发愤图强，报效国家，而我们锻炼身体并不需要一味地起那么早。《黄帝内经》指出春天和

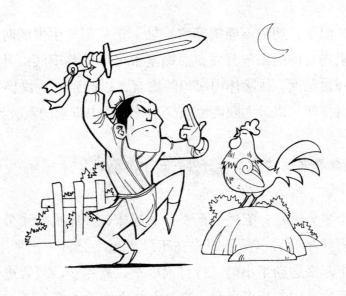

**闻鸡起舞**

夏天要"夜卧早起"，秋天要"早卧早起"，而冬季要"早卧晚起"，这中间有很深的哲理，是很科学的养生之道。冬季和气温过低的天气是不宜晨练的，尤其是老人体温调节能力较差，一遇风寒，阳气闭塞，经脉的气血循环受阻，极容易发生瘀阻，如果平时血黏度高、血压高的病人，这种时候发生中风和心肌梗塞的几率都大大增加。据统计，全国平均每天大约有 3500 人因为心、脑血管病急性发作而猝死。

二、奥林匹克冠军不是我的梦想

## 晨练的注意事项 ☯

首先醒后不要马上起床，不要猛地一下子就"腾"起来了，而是要"懒床"几分钟，以使阳气的升发有个过程。可以揉腹，以五指当梳子进行头部按摩，进行一番"心理沐浴"后在快乐中起床，去迎接新的一天。其次一定要注意饮水，切勿空腹运动。

应饮一杯温水，切记不能喝凉水。早上正是阳气生发的时候，喝凉水会阻遏身体的阳气升发，而喝温水可以助养阳气的升发。水可以稀释血黏度，排除体内聚积的毒素，以起到"内洗涤"的作用。然后排便，以最大限度地减少大肠对肠内毒素的重吸收。

### 人到老年要注意"三个半分钟，三个半小时"

三个半分钟是：醒过来不要马上起床，在床上躺半分钟；坐起来后再停半分钟；两条腿垂在床沿再等半分钟。三个半小时，就是早上起来运动半小时，打打太极拳，跑跑步，或者进行其他运动；其次，中午睡半小时，这是人体生物钟的需要（中午睡上半小时，下午上班精力特别充沛）；最后，晚上7至9时慢步行走半小时，晚上睡得香，可减少心肌梗塞、高血压发病率。

## 4. 运动就是要追求大量出汗吗?

运动适当出汗对身体是有好处的，它能减轻工作或生活带来的压力，出汗时从汗腺排出了大量的代谢产物与毒素，体内垃圾得到有效清除。出汗时毛孔打开，肌肤得到滋润，可以增强皮肤弹性，防治皮肤干燥和皲裂。

但有不少人追求那种大汗淋漓的感觉，认为这样才能达到运动的效果，岂不知已经走入了一个误区。中医认为"汗为心之液"、"汗血同源"，发汗过多会耗人心血，阴血受到损伤的同时，也损伤了人体的阳气。

"脾主四肢"、"主肌肉"，运动量适当的时候，脾气健运升清，人就会感到精神倍增，一天都不觉得疲倦，可如果长时间地运动下去，大量出汗，超过了自身的限度，脾气反而会下陷，越运动越觉得疲惫不堪。

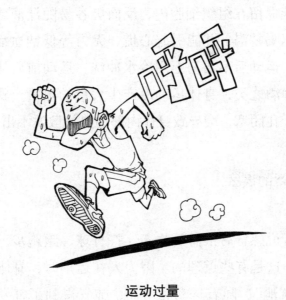

运动过量

　　春季运动可以适当出汗，夏季运动尤其不宜出汗过多，秋季、冬季运动能感觉到身体温热，欲出不出，或者稍微有汗即可。春季阳气升发，经脉舒畅，《黄帝内经》提倡"广步于庭，被发缓行"，即小运动量地活动，不要大汗淋漓。夏天持续的高温让人苦不堪言，平时不怎么运动都出汗，稍微运动一下就是一身汗，出汗太多反而会导致"气阴两伤"。孙思邈提出夏季要常食五味子，就是要防止出汗太多而耗伤阴气。运动量过大，毛孔开泄，出汗太多会导致肺气虚弱，很易感受风寒而诱发感冒。

　　出汗太多不仅会丢失水分引起脱水，还随着汗液丢失了对人体有用的钠、钾等元素，导致电解质紊乱，所以低钾的患者更是不适宜大量运动的。

运动后补充水分，应该注意喝加盐的温热水，否则进入体内的水不仅不能保留在组织细胞内，反而更容易随汗液或尿液排出体外，结果越喝越渴，并能引起心慌、无力等低钠血症状。运动前后不贪凉，运动后不要马上用冷水冲洗，运动前后切忌冷饮和凉茶、冰冻啤酒之类，身体运动后产生大量的热量，骤然受到冷水的刺激，汗孔闭塞，会导致身体内部的热量散发不出去。

## 运动治疗感冒的误区

有些患者说感冒后不需要吃药，打打球、跑跑步，出一些汗感冒就好了，这是有些道理的。因为人在运动时，身体的气机向上和向外"疏泄"，随着运动和出汗，肺气得到了宣发。但同时还应该知道，这种情况只适用于风寒感冒，而并非对所有类型的感冒都适宜。

例如感冒者体质比较壮实，或者是感冒初期、症状较轻的人畏寒发热，浑身本不出汗，一经出汗，侵入到身体内部的风寒外邪随之被驱赶到体外，感冒因此得到缓解和治愈。

但如果是风热感冒、阴虚感冒，或身体本来就很虚弱，尤其是儿童、体弱者和老人，再进行强求出汗的体育锻炼，就会使体内产热增加，身体调节功能失常、出汗过多而导致脱水，造成电解质紊乱，从而使感冒更为加重，严重的还会加重心肺等的负担，引起急性心肺功能不全。

还有些患者希望通过捂汗、洗桑拿浴来大量出汗，迅速摆脱感冒的困扰，这种做法同样也是不科学的。

夏季，有位男青年，十多天前感冒低烧，但由于喜爱游泳，仍坚持天天下水锻炼，以为有助于治疗感冒。不料游泳后突然憋气、心慌、浑身乏困无力，这才着了急，经检查诊断为"病毒性心肌炎"。感冒后游泳消耗了大量体力，直接导致免疫力下降，是诱发心肌炎的主要原因。这个教训是应该引以为戒的。

## 5. "久行伤筋"，不要学热衷爬山的老太太

"生命在于运动"，但运动要适可而止。《黄帝内经》指出五劳所伤："久视伤血，久卧伤气，久坐伤肉，久行伤筋，久站伤骨。"

◆ **久视伤血**："肝开窍于目"，"肝主藏血"，看电视、电脑上网等时间过长，不但会损伤视力，而且会损耗肝血。

◆ **久卧伤气**："肺主一身之气"，睡懒觉、长时间地卧床，会使肺气逐渐虚弱，甚至形成肺部感染。

◆ **久坐伤肉**："脾主运化"、"主肌肉"，老是坐着不活动，脾气健运的功能就会失常，气血的运行就会缓慢，肌肉因为得不到

濡养从而松弛无力。人为什么越不运动越觉得浑身没劲，就是这个道理。

◆**久行伤筋**："肝主筋"，行走的时间过长就会使肝气涣散，筋脉松弛受损。

◆**久站伤骨**："肾主骨"，肾脏的经脉起于足下，行于脚跟，站的时间过长，就会伤肾气。比如有些人脚跟疼，长骨刺，就不能久站，久站会导致病情加重。

骨关节的病症，适当运动可以舒筋活络，减轻疼痛，过度运动则会增加关节的磨损，导致骨刺周围的组织充血、发炎，越锻炼疼痛越重。还有一些劳损性质的疾病，如腰肌劳损、网球肘等，本身就是过度劳累引起的，因此一定要注意适当运动，不能再次劳损。

## 6. 偶尔的突击锻炼有害身体

现在城市有很多"周末健身者"，平时不动，偶尔集中时间去突击锻炼，岂不知这样对身体反而是有害的。

有位还不到 30 岁的小伙子，过早地患上了冠心病，医生告诉他要加强身体锻炼，改善心肌供血。小伙子认真听取了医生的建议，从来都是懒床的他第二天一大早就去晨练，结果正在跑步时心脏病发作，摔倒在路边，不治身亡。

研究表明：不能长期坚持运动的人，偶尔运动所吸入的氧气多于经常运动的人，随着耗氧增多、组织代谢加快，会破坏人体正常的新陈代谢，使细胞衰老。

偶尔运动也是一种不适度的运动，运动时体内会产生比平时高得多的肾上腺素等激素，使心率加快、血压增高，容易诱发心脑血管等疾病。

最好每周锻炼三到四次，动作幅度不必过于激烈，如果健身时间过长，中间要有适当的休息，等稍微平静后才能再次投入锻炼，每一次锻炼都等于从头开始。锻炼身体尽量采取舒缓平和的运动方式，尤其是有骨关节病变、身体虚弱，以及心、脑血管病患者更应如此。

## 推荐 3 种有氧运动

步行是最简单而且有效的有氧健身运动。

**世界卫生组织提出 21 世纪的健康箴言是："最好的医生是自己，最好的药物是时间，最好的运动是步行，最好的心情是宁静。"**

慢跑是当今世界上最流行的有氧代谢运动。它对保持良好的心脏功能，预防肌肉萎缩，防治高血压、动脉硬化、肥胖症等，都有很好的作用。但要注意慢跑的速度不宜太快，特别是主观上不应感觉到难受。如果经常不锻炼的人刚开始慢跑，一定要注意循序渐进，不可操之过急。

二、奥林匹克冠军不是我的梦想

跑走交替是先走后跑，走走跑跑，交替进行。每隔两周可调整增加一次运动量，缩短走的时间，增加跑的时间。另一种是由走开始锻炼，渐渐过渡到由慢跑代替行走，运动时间可持续 20 至 30 分钟。

各人情况不一，究竟适合哪种方式要酌情灵活掌握。

有氧运动是人在氧气充分供应的情况下进行的体育锻炼，在运动中吸入的氧气与需求相等，达到生理上的平衡状态。运动时最好使心率保持在每分钟 100 次以下，这样血液可以供给心肌足够的氧气。如果运动得心跳加速，气喘吁吁，气都上不来了那就不对了。散步的特点是强度低、有节奏、持续时间较长。这样氧气就能够充分酵解体内的糖分，可以消耗体内脂肪，增强和改善心肺功能，预防骨质疏松，调节心理和精神状态。但它要求每次锻炼的时间不要少于 1 小时，每周坚持 3 到 5 次。

毛主席一生不论如何繁忙，只要一有时间就去运动。早在青年时他就提出："贵有恒，何必三更起五更睡；最无益，只怕一日曝十日寒。"读书学习是这样，锻炼身体也是如此。锻炼身体贵在坚持，循序渐进，持之以恒。只有适度、坚持不懈的运动对健康才是有益的，长年累月自然会有效果。

## 7. "千年王八万年龟"，因人而异的养生之道

"流水不腐，户枢不蠹"，生命在于运动，但养生之道不仅仅在于运动。现在"运动有益"的口号喊得非常响亮，致使大众误

以为运动越多越好，活动量越大越好。岂不闻"千年王八万年龟"，越是那呆着不动的，反而越能长寿。

中医体质养生的原则是：阳主动，阴主静，阳虚的人要动起来，阴虚的人要静下去。

男子属阳，性多强悍，锻炼身体可以采用一些相对来讲比较剧烈的运动，比如篮球、足球等等。

女性属阴，性较柔弱，锻炼身体可以采取一些相对来讲比较柔和的运动，如步行、体操等。

如果脾胃虚弱，肌肉松弛，浑身困倦无力者，就要多做户外运动，而且运动的幅度不要太大，由少到多，由慢到快。而肝火旺盛的人正好相反，适当运动之余要注意室内静养，剧烈运动反而耗伤阴血，导致肝火上升。

运动养生的功法数不胜数，每个人应该根据自己的身体状况，找到适宜自己的锻炼方法。

华佗的弟子吴普之所以能够长寿，是因为他通过"五禽戏"模仿老虎、猴子等五种动物的动作，达到了锻炼全身不同部位的作用。易筋经顾名思义就是活动肌肉筋骨，使全身的筋骨畅通；八段锦，它属于古代导引法的一种，"双手托天理三焦，左右开弓似射雕；调理脾胃需单举，五劳七伤往后瞧；摇头摆尾去心火，

二、奥林匹克冠军不是我的梦想

背后七颠百病消；攒拳怒目增气力，两手攀足固肾腰"。它把形体与呼吸相结合，对头颈、躯干四肢、腰腹等全身各部位都进行了锻炼。

受一些保健养生书籍的误导，时下流行一种很火的养生方式：敲胆经。其实敲胆经并非人人适宜，有些人敲胆经后身体不但没有好转，反而出现了一系列的不适反应。对于敲胆经的危害，我将在本书下篇"神奇的经络疗法"里进行必要的说明。

中医养生建立在中国传统哲学"天人合一"的思想基础上，通过适当的运动舒筋活络，调理脏腑，从而达到健康长寿的目的。而体育是近现代从西方传来的东西，它固然可以给人带来激情和欢乐，但不适当的运动也会给身体带来极大的伤害。

在各种球类、田径等项目越来越普及、越来越被重视的今天，传统的养生锻炼却被弃之不理。重视体育而忽视养生，这其实是舍本逐末的做法。

运动有益，过度运动则有害，请找到适合自己的锻炼方法。奥林匹克冠军不是我的梦想！

# 三、水能载舟　亦能覆舟

多饮水有益健康吗？

不是每个人都适合多饮水的。

"未渴先饮"、"小口慢饮"，

这才是科学的饮水方法。

2009 年 6 月 17 日贵州省晴隆县新桥煤矿发生了透水事故，在多名被困井下的矿工中，有 3 人在被困 25 天后奇迹般地生还！一般人不吃食物还有可能生存，但三天不喝水就有可能死亡。他们仅仅依靠井下的渗漏水顽强地活了 25 天！是水挽救了他们的生命，他们依赖水挑战了生命的极限，创造了生命的奇迹！

## 1. 水是维护健康的"化学大师"

维持人体生命的四大要素是"阳光、空气、水和食物"，没有水生命是不可能存在的。从太空看，地球是个蔚蓝色的球体，71%的地球表面为水所覆盖，水是我们这蓝色星球上生命的摇篮和象征。火星是离地球最近的邻居，至今没有找到生命的迹象，它的大气稀薄而且寒冷，最重要的是它上面没有液态水。水星离太阳最近，表面温度高达 400℃以上，它上面其实并没有水，即使有水也都变成水蒸气了，没有水也就没有生命。由此可见，我们居住的地球在广袤无垠的宇宙中是多么的幸运！

"万物生长靠太阳，雨露滋润禾苗长"，生命需要阳光，也需要雨露。水是人体七大营养素（水、蛋白质、脂肪、碳水化合物、矿物质、维生素、纤维素）之首，是孕育生命的源泉。人由猿进化而来，从猿转变为人的过程其实是在水里完成的。猿喜欢在水中做爱，女性在水中分娩也会减少痛苦。

"男人是火，女人是水"，其实不论男人、女人，都是水"做"的。我们的脑髓含水75%，血液含水83%，肌肉含水76%，连坚硬的骨骼里也含水22%。生命从受精卵开始就在水中孕育成长，受精卵的99.99%是水，三个月后的胎儿92%以上是水，八个月后水分便逐渐减至85%左右。未断奶的婴儿80%以上是水，身体愈成长水分愈减少，成年人体重的70%左右是水，到老年体内的水分将逐渐减至60%以下。生命发生发展的过程也就是水分逐渐丧失的过程。

水既是生命的守护神，又是人体的清道夫，是维持生命和维护健康的"化学大师"。水可以使眼睛、鼻子和嘴巴湿润，使皮肤更有光泽、柔软而富有弹性。水可以改善血液循环，细胞所需的各种营养和氧，都要靠水运送到全身各处，新陈代谢后产生的废物也要靠水把它变成汗液、尿液等排出体外。如果把体内的水看成是一条河，生命的各种新陈代谢活动就像是在河里航行；如果没有水，人体的各种新陈代谢就不能进行，各种营养素就像是散落在干涸的河床上的沙砾。所以一旦缺水后果会很严重，缺水1%~2%会感到口渴，缺水5%会口干舌燥、皮肤起皱，缺水20%~30%会出现意识不清，甚至幻视，再继续缺水就会引起生命的衰竭。

经过一晚上的睡眠身体开始缺水，起床后先别急着吃早餐，先喝一杯水，让它融入每个细胞先进行新陈代谢。这样，不仅补充了因代谢而失去的水分，还可以洗涤肠胃，帮助肾脏及肝脏解毒，有效稀释血液黏稠度，预防心脑血管病的发生。

运动前要先喝水，让身体开始运作起来再去晨练。即便静坐着，每隔一段时间也要适时地补充水分。在有空调的环境中尤需补充水分，发烧感冒也要多喝水。

尤其在夏季会感到疲倦，软弱无力，昏昏欲睡，真正原因可能就是脱水。如果没有及时补充水，身体就会越来越疲倦、虚弱，莫名其妙地产生不适，多饮水可以使你精力充沛。

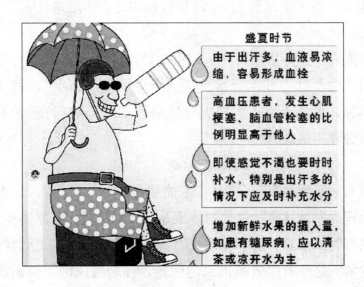

盛夏时节

由于出汗多，血液易浓缩，容易形成血栓

高血压患者，发生心肌梗塞、脑血管栓塞的比例明显高于他人

即使感觉不渴也要时时补水，特别是出汗多的情况下应及时补充水分

增加新鲜水果的摄入量，如患有糖尿病，应以清茶或凉开水为主

不渴也应喝水

饮水可以防病，有助于抗癌。生命活动就是以水为中心而展开的，一旦缺水或者喝了受污染的水，将会患各种疾病，甚至导致生命的终结。一个每天喝4杯以上水的人，比每天喝2杯水或不喝水

的人，患结肠癌的机会少一半。水能抗癌的原因主要是加速了肠道的蠕动，使肠道内的废物不至于过久停留，减少了致癌物质在肠道停留的机会。饮水还能减少泌尿系统癌症，如膀胱癌、肾癌、前列腺癌等的发生。由此看来，水对于养生保健真是太重要了。

## 2. "每天要饮 8 杯水" 吗？过量饮水的危害

老子讲"上善若水"，中医认为水是生命之本、"百药之首"，与人的健康息息相关。医圣张仲景说："水入于经，其血乃成，谷入于胃，脉道乃成，水之于人，不亦重乎。"孙思邈的《千金方》里有一篇"服水经"，专门传授饮水的养生之道。

有人写了本养生书，开头就讲所谓的"健康饮水法"："早晨起床后首先要饮一杯凉开水，每天至少要喝八杯水"，而且小口喝水不算，水一定要"大口大口地喝"、"一口气喝完"，不然起不到保健养生的效果……

唐太宗李世民有句名言："水能载舟，亦能覆舟。"凡事要适度，治理国家是这样，保养身体也是一样的道理。饮水适量有益，过量则有害。水是不能够随便喝的，喝什么样的水、怎么样喝水、喝多少水？这些看似微不足道的问题，却是健康的关键，饮水是一门很重要的学问。

水进入人体之后分为两个部分，一部分是生理之水，成为血液、津液的组成部分，参与到人体脏腑气血的各项功能活动中去。《黄帝内经》说："饮入于胃，游溢精气，上输于脾。脾气散精，上归于肺，通调入道，下输膀胱。水精四布，五经并行。"在水的运化过程中，肺、脾、肾起着非常重要的作用，肺"主宣发肃降"，为"水之上源"；脾在人体中间，脾升胃降，像轴一样"运化全身的水湿"；肾为"主水"之脏，通过肾阳的蒸腾气化，把有用的水为全身所利用，不用的则通过膀胱而排出体外。

一部分是病理之水，如果饮用了过多的水、不洁的水，或者是脏腑运化水的功能失常了，那么水就变成对人体有害的物质了，中医把它称之为"湿"。找中医看病，医生一看你的舌苔很厚腻，就说你是"湿气很重"，这个湿气就是人体新陈代谢的废物，是应该排除的体内垃圾。如果体内垃圾堆积不化，人就要生病。

由此可见，有用的水是血液、津液的一部分，无用的水"湿"则是一种致病因素。现在一去医院看病就大量输液，如果输得过快过多也会影响体内的水液平衡，用药过于寒凉滋腻都有可能损伤脾胃，从而导致湿病的发生。

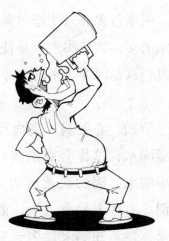

三、水能载舟 亦能覆舟

有人喝水上瘾、喝茶上瘾，有人把喝水"量化"，每天饮水量必须达到某种"指标"，比如一天喝几大杯水、喝几次等等。

报载一名英国男子一次性饮水太多，结果因为水中毒而死亡。长期大量喝水或者在短时间内暴饮，

**水不能这样喝**

以钠为主的电解质就会被稀释，血液中的盐分会越来越少，这样极容易导致细胞水肿。刚开始会出现头昏眼花、虚弱无力、心跳加快，严重时甚至会痉挛、意识障碍和昏迷。医学家警告说，即使是在5小时内喝5升水，也足以致命。全世界每年都有因饮水过度而引发的病例，美国每年有超过10万的人饮水上瘾，甚至中毒。

## 科学的饮水方法 ☯

一天究竟以喝多少水为宜呢？原则上水的摄取与排泄应该保持等量。先不说一天8杯水是否合理，即使需要这么多的水，也有很大一部分在食物中完全可以摄取。我们每天吃的食物中，蔬菜有90%是水分，水果有80%是水分，肉类和鱼也含有70%的水分，所以实际上根本不需要喝那么多的水。喝水量不可拘泥，应该根据每个人活动量来决定。

喝水过多和过快都对身体不好，即使大量出汗也不宜一次性喝水太多，大量喝水极易使人产生疲劳感，食欲大减，头脑昏昏沉沉，这是因为过多的水冲淡了血液，导致脑细胞缺氧的缘故。

孕妇、心脏病、高血压、肾病和其他水肿者更不能一次大量猛喝水，这样会更加重心、肾的负担，加重浮肿。办公族应该少喝水，因为缺乏运动，水分滞留在体内，反而不利于新陈代谢。有些人经常上火，如部分"复发性口疮"患者习惯大量喝水，岂不知喝水过多会流失身体内的维生素 $B_2$，反而更容易造成溃疡。

饭前、饭后半小时和吃饭时都不宜大量喝水。吃饭时胃会条件反射性地分泌消化液，咀嚼食物时口腔会分泌唾液，这个时候大量喝水，势必会冲淡和稀释这些消化液。胃液中含有许多胃酸，能够杀死食物中的细菌和病毒，大量喝水冲淡了胃酸，细菌就容易繁殖。如果饭前口渴得厉害，可以少喝点水，休息片刻再进餐，这样就不至于影响消化了。

> 水应该怎么喝呢？我提倡"未渴先饮"、"小口慢饮"。喝水不能以是否口渴为标准。

口渴是细胞脱水到一定程度时中枢神经发出的信号。口渴才喝水等于泥土龟裂了才来灌溉，是不利于健康的。大口大量地喝水也不是科学的饮水方法。喝水量和速度应该均匀，不要在单一时间内连续喝太多的水。也不应喝得太快太急，肠胃虚弱的人喝水更应该一口一口慢慢喝，不然会把空气一起吞咽，容易引起打嗝或是腹部胀气。

中医看病有个"十问歌"，其中有一项很重要的内容，就是询问患者是否口渴。有些人看中医感到不可理解，我是看其他病的，医生怎么老是问我是否口渴、口干呢？其实通过你是否口渴、口干就可以初步判断体内津液的运行情况和阴阳气血的盛衰。

一般而言，阴虚有火的人爱喝水，阳虚有湿有寒的人大多不爱喝水，有瘀血停留的人也不爱喝水。所以喝水应该依自己的日

三、水能载舟 亦能覆舟

常作息，以及身体状况等因素合理安排。

## 3. "水为阴类，易伤阳气"，饮冷水有害

"万物生长靠太阳"，人其实是一种"喜阳动物"。《周易》"崇阳而抑阴"，《黄帝内经》说"得阳者生，失阳者死。得阳者寿，失阳者夭"，均强调阳气对于生命的重要作用。

水为阴类，喝下去后必须经过脾胃的运化转输、肾阳的蒸腾气化才能变为对人体有益的津液。适量的水对健康是有益的和必须的，但如果不节制地喝大量的水、喝凉水，水就会转变成为"湿气"，导致各种疾病的发生。

人的生理要顺应天地自然之道，早上好像一年的春季，随着太阳从东方升起，人的阳气也开始升发，推动全身的气血运行。如果在这个时候饮一大杯凉开水，无异于给刚开始燃烧的火苗浇一盆冷水，火苗就会被熄灭，人体的阳气就会受到戕害。阳气是生命的原动力，阳气受到损伤了，人体的所有机能就会下降，严重的还会导致各种疾病的发生。

有些人早晨一起来就喝一大杯凉水，已经养成了习惯，喝出病来了还浑然不知。这种所谓的"健康饮水法"说什么可以"清洗肠胃，排毒养颜"等等，但如果你长期喝下去，就会感到身体莫名其妙地乏困，随之会出现面色无光、记忆减退、头昏眼花、肠胃不适。这些症状也许不会立即显示出来，你往往不以为意，可是时间长了，就会在不知不觉中进一步诱发更为严重的疾病。

2009 年我治疗一个从事金融业的老板，才 40 多岁，已经患上了糖尿病、冠心病等多种疾病。他有多年的前列腺炎，尿频严重，有时诊脉还没结束就急着要上卫生间。他平时出外总拎着个空瓶子，以备不时之需。我见他总是不停地喝矿泉水，一问才知道他一年不论冬夏都是喝凉水。我告诉他，喝凉水的习惯一定要纠正，一定要喝温水，不然用上再好的药，病也治不好。

◆ **男性饮凉水容易导致"精疲"。**他的性功能会减弱，精子的活动力会下降，还有可能导致阳痿、早泄甚至不育。现在前列腺炎的年轻患者特别多，尿频、尿不净、阴囊潮湿，这和吃冷饮、喝冰啤不无关系。据医学研究，喝冷水再加上洗冷水澡，患前列腺疾病的几率就会大大增加。

◆ **女性饮凉水容易导致"宫寒"。**现在女孩子看病，脸上长痘长斑的特别多，这和喝冷水、吃冷饮有密切的关系。寒凉的饮食进入体内会导致湿气聚集，引起内分泌失调，因此好些长痘长斑的女孩子大多伴随有月经不调，严重了还会引起手脚冰凉、痛经、月经量少而有血块，甚至导致不孕。

三、水能载舟 亦能覆舟

> 有人预言：50 年后，地球上的男人将"雄风不再"！女人将不会生育孩子！如果每天早起空腹喝一盅冰水，那么你的"晨勃"将不再拥有！不出几个月，你就会失去生殖孕育的能力！人类将走上"绝后"之路！

## 4. 频繁洗澡和洗冷水澡的坏处

"要想身体好，每天冷水澡"，坚持洗冷水澡不但可以提高抗寒能力，有利于预防感冒，还可以促进血液循环，增强血管弹性。洗冷水澡之后人会感到精神焕发，有一种神清气爽的感觉。但水毕竟为至阴之物，不区分身体状况就去冬泳和洗冷水澡，也会对健康带来非常不利的影响。

洗冷水澡时水温过低，人体会感到寒冷，产生一系列应激反应，如心跳加快、血压升高、肌肉收缩、神经紧张等等。

冷水澡并不是谁都可以洗的，高血压患者洗冷水澡，会因为血管收缩而使血压升高，甚至会诱发脑出血；心脏病患者会加重心脏负担，诱发心绞痛、急性心肌梗死甚至猝死。还有些疼痛性质的疾病以及性生活之后都是不适宜洗冷水澡的。女性遇到冷水的刺激很容易引起内分泌失调，出现腹痛和闭经，细菌进入阴道还会引发阴道炎等妇科疾病，因此更要禁忌。

如果要洗澡降温，最好采用洗温水澡的方式。即使要洗冷水澡，水温以不低于 10℃ 为好。每次洗澡时间以 15~30 分钟为宜，不要时间太长。

洗澡的次数也要因人而异，并不是说洗澡次数越多越好。身体较胖和皮脂腺分泌旺盛的人可以适当增加洗澡次数，老年人和身体虚弱的人就要减少。温水洗澡可以将身上的汗液冲洗干净，还可使皮肤透气，毛细血管扩张，有利于机体排热。洗完热水澡后会使人感到凉爽舒适。

冬泳被称为"勇敢者的游戏"，越来越多的冬泳爱好者跃入冰冷刺骨的水中，尽显"英雄本色"。但冬泳并非人人皆宜。按照中医养生理论"春生、夏长、秋收、冬藏"，冬天应该是收藏的季节、冬眠的季节，应该保养身体的精气，藏而不露。和洗冷水澡一样，不分时宜地都去冬泳，会损伤人体的阳气，使精气外泄。《黄帝内经》说："冬不藏精，春必病温"，如果冬天把阳气伤了，来年春天就容易发作温热病，会对身体带来极大的伤害。

## 5. "每天一斤奶"能"强壮中国人"吗？

有人提倡"每天一斤奶，强壮中国人"，那么是不是每个人都适合喝牛奶呢？

《本草纲目》有一首"服乳歌"："仙家酒，仙家酒，两半葫芦盛一半。五行酿出真醍醐，不离人间处处有。丹田若是干涸时，咽下重楼润枯朽。清晨能饮一升余，返老还童天地久。"李时珍将牛奶比作神仙饮的酒，常服可以恢复体力，返老还童，长命百岁。

中医认为牛奶味甘，性微寒，入心、肺和脾胃经，具有滋润肺胃、生津润肠和补虚的作用，可以治疗营养不良、久病体虚、噎膈反胃、消渴、便秘等病症。

严重的噎膈类似于西医的食道癌，有个治疗药方叫五汁饮，就是用牛奶和甘蔗汁、韭菜汁、梨汁、藕汁配合做饮来治疗此病，既能滋阴降火，又可以补充营养，是一个很不错的辅助治疗方法。消渴类似于西医的糖尿病，牛奶食疗也是同样的道理。

牛奶含有优质蛋白质、脂肪、钙、多种维生素和人体生长发育所需的全部氨基酸，可以促进发育，镇静安神，抗疲劳，提高人体的免疫力，作为久病体虚如各种慢性消耗性疾病的主要滋补饮品，它的营养价值是其他食品无法比拟的。

**然而并非人人可以饮用牛奶。每天一斤奶并不能强壮一个民族。**

2008 年，我治疗一例类风湿关节炎病人，她因为体质虚弱，听人说喝牛奶可以增加营养有利于疾病恢复，结果喝牛奶后反而导致了慢性腹泻。一天大便五六次，身体一个月减了十数斤，不但吃饭完谷不化，连药片都不能吸收，原封不动地拉出来了。我给她吃中药先调理脾胃，一个月后体力恢复了才开始治疗类风湿。

牛奶的性味毕竟是偏于寒凉的，它的作用主要是滋阴和降火，如果是素体脾胃虚弱，或者是身体里面有寒湿的人，喝了牛奶后不但不能吸收它的营养，还可能造成腹痛、腹泻等不良反应。中医早就认识到了这个问题，《本草经疏》说："脏气虚寒，滑泄不禁及胃弱不思食，脾虚不磨食，并不宜服。"

喝牛奶不能吸收并不是个别人的现象，而是大多数国人的通病。牛奶里含有乳糖，而全世界有 2/3 的人不吸收乳糖。对牛奶吸收量最大的是白种人，黄种人中有 70% 的人是不吸收乳糖的。要消化吸收牛奶，小肠必须具备一种乳糖酶，中国人大多并不具备这种酶。喝了牛奶后肚子会咕咕作响，腹胀、腹泻很不舒服，就是因为乳糖过剩，在大肠里发酵，分解产生水、二氧化碳和乳酸的原因。牛奶增加了肠胃蠕动引起腹泻，对患有溃疡病、结肠炎及其他肠胃病患者，会使病情加重。

中医认为"膏粱厚味，足生大疔"，即使喝了牛奶不腹泻，也不意味着可以多喝。婴幼儿时期卵磷脂是大脑发育的重要物质，100 毫升牛奶中仅含 30~50 毫克卵磷脂，而同量的人奶中则含有卵磷脂 80 毫克；其他铁、钙、磷、钾等含量，牛奶与人奶均有很大差异。牛奶中含有的大量雌性荷尔蒙还可能导致孩子性早熟等。有调查显示，患有前列腺癌的男性多数比健康的男性摄入了更多的牛奶制品。

有人说饮牛奶能补钙，但西方发达国家的人以牛奶为主要饮料，为什么骨质疏松发病率反而更高呢？这是因为牛奶中含有的几种蛋白质会引起钙的流失。缺铁性贫血患者服用铁剂药物后如果再喝牛奶，牛奶中的钙质和磷酸盐会妨碍铁剂的吸收。

当然并不是说牛奶绝对不能喝，要喝牛奶首先得看自己的体质是否适合，另外要有合理的方法。比如早餐不要只喝牛奶，更不要空腹喝牛奶。空腹喝牛奶能加速胃肠蠕动，造成吸收不良。而且平衡膳食的原则要求同时食用多种食物，喝牛奶时最好与一些淀粉类的食物如馒头、玉米粥、豆类等同食，这样才有利于营养平衡。

牛奶最好在晚上喝，因为它有镇静安神和催眠作用。睡前喝一杯热牛奶，可使人很快入睡，而且后半夜睡得更香甜，对那些半夜醒来再不能入睡的人来说，其作用更为明显。而如果早晨喝牛奶，势必对白天的学习和工作产生一定的影响。

## 6. 喝茶养生，轻身不老

《神农本草经》说喝茶可以"安心益气……轻身不老"。《千金要方》说喝茶可以"令人有力，悦志"。古人云："春宜花茶、夏宜绿茶、秋宜青茶、冬宜红茶。"哪种茶的保健功能最强呢？它们的排列顺序是：绿茶、花茶、红茶。

> 绿茶明目安神，茶香醒脑沁心脾；幽幽茉莉花香，使人心旷神怡，如沐茶园；乌龙茶既有绿茶的清香和花香，又有红茶的醇厚；铁观音芳香清盈四溢，使人倍感新鲜，未尝甘露味，先闻圣妙香；野菊花茶清热解毒，泻火明目，利咽。

茶叶能"解百毒"，中医有"神农尝百草，日遇七十二毒，得茶而解之"的传说。

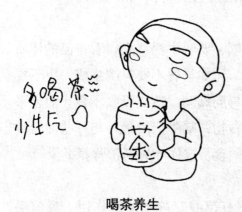

**喝茶养生**

绿茶含有机化合物 450 多种、无机矿物质 15 种以上，具有"清心神，凉肝胆，涤热，肃肺胃"等功效，是健康不可多得的保护神。

绿茶是天然的抗生素，具有杀菌作用，同时又不伤害肠内有益菌的繁衍，可以增强人体抵御感染的能力。绿茶中含有的儿茶素可以减少牙菌斑及牙周炎的发生，防止龋齿，清口臭。

绿茶能降低血脂及胆固醇，令身体变得轻盈；有抗氧化作用，防止血液凝固，增强血管弹性，有助于减少高血压和降低冠心病的死亡率；降脂减肥，对蛋白质和脂肪都有很好的分解作用，可以排毒养颜，维持皮肤美白，让女性变得更漂亮。

对于长期使用电脑或是看电视时间过长的人士，应该经常饮用绿茶，可以有效防辐射，消除电脑辐射引起的黑眼圈等。

绿茶还可以抗疲劳。绿茶含有茶多酚、茶碱、维生素 C 和维生素 E，以及抗癌元素硒、钼、锰、锗等；同时能有效清除人体代谢的垃圾，阻止过剩的自由基对人体带来的损伤，增强免疫力，从而抗衰老，使人长寿。

三、水能载舟 亦能覆舟

　　唐宣宗时，洛阳有一位130多岁的老和尚，皇帝问他养生之道，他说"素不吃药，性本好茶，到处唯茶是求，或出亦日遇茶百余碗，如常日亦不下四五十碗"。唐代刘贞亮论"茶之十德"："以茶尝滋味、以茶养身体、以茶散闷气、以茶驱睡气、以茶养生气、以茶防病气、以茶利礼仁、以茶表敬意、以茶可雅心、以茶可行道。"

常喝茶不但对身体很有益处，而且可以陶冶情操，实在是一种修身养性的长寿之道！

# 四、病是吃出来的

吃饭不仅仅是为了活着，

活着也不仅是为了吃饭；

饮食排毒，

不要把自己变成藏污纳垢的垃圾桶。

俗话说："三代学吃，五代学穿。"在这看似平常的一日三餐中却有着不少学问。春秋战国时期的名医扁鹊说："不知食宜者，不足以存生也。"健康是吃出来的，病也是吃出来的，不懂得"吃的法则"，就会对身体造成伤害。

80

## 1. 营养的误区与"五味过伤"

有人哄小孩："吃肉会长胖，吃鱼会聪明，吃蔬菜会变漂亮，多喝开水不会感冒，多吃水果不上火、不嘴巴痛"。可谓是妙语连珠。吃什么是生活最基本的问题，在肚子都填不饱的年代是谈不上"吃营养"的，在物质充裕的今天，吃饭就不能仅仅满足于吃饱喝足，还要追求它的养生价值。

什么是营养呢？对于营养的理解好些人存在着许多误区。有人认为肉和蛋就是营养，有人认为只有蛋白质和维生素才是营养。西方营养学注重于食物的微细结构和化学成分，但对于各种食物和人体质之间的奥秘却没有深入研究。这种"微观营养学"就像西药治病一样，具有"朝令夕改"的不确定性。

营养学家曾经告诉我们低脂食品可以减肥，有助于预防乳腺癌，但现在发现有些人食用了过多的低脂食品后，不但没有起到减肥的效果，反而还"增肥"了，有研究显示脂肪的摄入量过低容易患癌症，而摄入适当的脂肪还有助于预防心脑血管等疾病……这真是让人迷惑的现代营养学！现在经常有所谓的各种各样的"专家建议"充斥了现代人们的生活，我们反而不知道究竟该吃什么好了。

　　各种食物之间究竟有什么差别呢？中医认为食物的本质差别，其实就是它们各自气味的偏性、五味的差别。

所谓五味就是酸、苦、甘、辛、咸，是每种食物所具备的特性。《黄帝内经》说："天食人以五气，地食人以五味……五味入口，藏于肠胃，味有所藏，以养五气，气和而生，津液相成，神乃自生。"人体五脏六腑所需要吸收的食物应该是酸、苦、甘、辛、咸五味俱全，不应该有所偏嗜，这样才能维持生命机能的正常运转。

食物的五味和人体五脏六腑有着对应关系，各种食物与药物一样，进入人体后对于内脏各有所偏。《黄帝内经》说："夫五味入胃，各归所喜，故酸先入肝，苦先入心，甘先入脾，辛先入肺，咸先入肾。"

虽说"萝卜青菜，各有所爱"，但从中医养生的角度看，不同性味的食物对于内脏有着各自的亲和力，吃得适宜可以保养脏腑，吃得不适宜反而会产生危害。因此《黄帝内经》又说："多食咸，则脉泣而变色；多食苦，则皮槁而毛拔；多食辛，则筋急而爪枯；多食酸，则肉胝皱而唇揭；多食甘，则骨痛而发落。"

**"咸多伤心"**。口重、嗜食咸味，就要提防心、肾的病变。"心主血脉"，咸的东西吃多了会使血脉凝聚，血黏稠度增加，容易肥胖和诱发各种心脑血管疾病。咸味对应的是肾脏，嗜食咸味还会引发高血压、肥胖等病症。

**"苦多伤肺"**。苦味主降，多食苦味的食物会导致人体的气机下降，"肺主皮毛"，使气血不能宣发以滋润皮肤，会导致皮肤枯槁、汗毛脱落。适量的苦味有健胃作用，但如果嗜食苦味，就会造成脾胃虚寒、便溏腹泻。

**"辛多伤肝"**。辛就是辣，适当吃辣味食物可以调达肝气，具有行气活血的作用。但过多食用辛味就会耗伤肝血。"肝主筋"，肝血一旦亏耗就会使筋脉失去弹性，使指甲干枯。

**"酸多伤脾"**。适当食酸可以降血脂、软化血管，开胃、消食。同时酸味食物具有收敛的特性，如果食用过多酸性的食物，就会使肝气收敛太过而抑制了脾的活动。"脾主肌肉"，因此肌肉的角质会变硬变厚，嘴角也会因为得不到滋润而外翻和肿胀。

**"甘多伤肾"**。甘就是甜，甘味的食物吃得过多会损伤肾气，"肾主骨"，"其华在发"，牙齿是肾的花朵、肾的外现，肾虚会出现头发脱落、骨头疼痛的症状。另外嗜食甜味还会导致食欲下降，营养失衡。

正因为如此，中医对饮食一再强调"中和"二字，对五味的追求不要求太过，过食、偏嗜都不利于养生，只有五味调和才能获得健康。

中医饮食养生观的核心是平衡饮食，各种食物要合理搭配。肉和蛋不是绝对的营养，水果和蔬菜也不是绝对的营养，只有不偏食才是最好的营养。

## 2. 孔子的饮食之道

中国人尊崇"民以食为天"，与外国人相比国人更重视饭菜的"色、香、味"俱全，吃饭不能仅满足于一日三餐解渴充饥，更要注重饮食的养生价值。

孔子活了73岁，孟子活了84岁，这其实不是偶然的现象，长寿的原因在于他们善于养生。孔子的饮食观是："食不厌精，脍不厌细。食饐（音 yì）而餲（音 ài），鱼馁而肉败，不食；色恶不食，臭恶不食；失饪不食；不时不食；割不正不食；不得其酱不食。肉虽多，不使胜食气。唯酒无量，不及乱。沽酒市脯不食。不撤姜食，不多食。食不语。"

"食不厌精"是指一定要吃很精细的食物；"脍不厌细"指要把肉切成很细的丝，牛羊肉等五畜类等补益精血，但要把肉切得很细才容易消化吸收。

"食饐而餲，鱼馁而肉败"，指食物经久而腐臭变味及腐烂的食物是不允许吃的。"色恶不食，臭恶不食"，食物的颜色发生变化也不要吃，味道不好也不要吃。"失饪不食"，烹调手法不对的不吃，如鸡是火性的，如果烤就是失饪，鸭子就要烤。"不时不食"，不按季节、节气生长的东西不要吃，如冬天吃西瓜就是不守时令。"割不正不食"，烹饪时切割不对都不要吃。"不得其酱不食"，不同季节要配不同的酱，配伍不当也不可以食用。

"肉虽多，不使胜食气"，吃再多的肉，不可以超过主食。主食是养生很重要的东西，《黄帝内经》也认为"五谷为养"、"五菜为充"，吃菜不能代替主食，菜只是对主食的补充。"唯酒无量，不及乱"，酒可以喝①，醪糟可以多吃，有一个原则就是"不及乱"，即不要让自己喝醉了。"沽酒市脯不食"，买的酒不喝，市场上买回来的肉脯也不吃。"不撤姜食"，鼓励要多吃姜。"不多食"，食物吃得太多会增加脾胃的负担。"食不语"，吃饭的时候不要说话，要细嚼慢咽。

但社会发展至今天，我们和两千多年前的古人比起来，对于饮食的养生追求却是大大地逊色了。每天清早，在人行道和公交

---

① 古人饮用的是低度酒，度数类似于啤酒。

车上随处可见，忙碌的上班族一边行走一边吃早餐，连喝一口水的时间都很有限。每天早出晚归，中午大多只能在外面的小餐馆将就着吃了，美食美味已然不敢奢求，安全卫生就已经是最大的心愿了。晚上回来在家里算是彻底地可以放松了，于是许多人就觉得应该美美地吃上一顿。高节奏的城市生活，使得人们每天都匆匆忙忙地为生计奔波，疲于奔命，能填饱肚子就已经很满足了。孔子的饮食之道，对于今人来讲已经成为一种奢求。

## 3. 被撑死的"七把叉"，不吃早餐会发胖

吃饭无规律是健康的大敌，有句话说得好："早晨是给自己吃的，中午是给朋友吃的，晚上是给敌人吃的。"科学的饮食习惯是："早饭吃饱，午饭吃好，晚饭吃少。"人经过一夜的睡眠肠胃空虚，清晨进些饮食，精神才能振作，所以说早餐宜早。

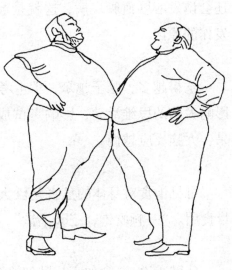

好些人包括学生为了节省时间，一起床顾不得吃早餐就匆匆忙忙上班（学）去了，久而久之不但会造成营养不良，而且容易患胃炎、胆结石等病症。有些女性为了减肥而省略了早餐，岂不知这样反而会造成内分泌紊乱，更容易导致肥胖。

还能再胖吗？

四、病是吃出来的

晚饭不要吃得太饱，晚饭宜少。晚上活动少，吃七八成饱就可以了，吃多了躺在床上，胃肠对食物的消化会影响睡眠。有些人白天事务繁忙，晚上回到家里顿感压力释放，就放开肠胃痛吃，这样不但增加胃肠道的负担，而且容易导致肥胖，发生心脑血管的病变。

暴饮暴食是疾病的根源。在满足人体生理需要的前提下，尽量少食。

大吃大喝时，食物大量送到胃肠里，会使胃肠发生突然扩张，而且使消化液供应不足，食物难以消化。吃得太多，尤其是素体脾虚、脾湿的人一旦食饱就有昏昏欲睡的感觉，而"饭后躺"会进一步造成对肠胃的损伤，久而久之形成恶性循环。饱食不但会加重肠胃负担，诱发肠胃疾病的急性发作，而且饭后全身的血液供应要集中于肠胃去帮助消化，因此会造成心、脑的供血减少，还会诱发心脑血管疾病，这就是冠心病和脑梗塞为什么多在饭后发作的原因。

吃得越多，脑子越笨，学生考试前更不能饮食过饱，不然会影响大脑的思维活动，影响考试成绩。好些老年人吃得越多越痴呆，大脑反应越慢。

可见饱食对身体的危害是巨大的，再好的食物也不能一次大量食用。"一顿吃饱，三天不饿"，最终损害的是自己的健康。

孙思邈说："食勿言，卧勿语"，吃饭要细嚼慢咽，但现在快餐流行，不仅吃饭要快，甚至还要一边走路一边吃饭，站着吃饭。

有的人吃饭时狼吞虎咽，囫囵吞枣，食物在口腔里嚼几下就咽下去了。进餐太快食物不能进行充分的咀嚼，会增加胃肠的负担，长此以往极易发生病变。

看一看电视上的娱乐类节目，就知道现代社会的人已经病得不轻了。有吃热狗比赛的，在极短的时间之内把大量的食物硬生生地塞进自己的肠胃；有喝啤酒比赛的，随着"开始"一声号令，把数十瓶冰凉的啤酒灌入体内。凡此之类，不胜枚举。小时候看连环画，有个英国人因为特别能吃，绰号叫"七把叉"，结果在一次吃蛋糕的比赛中活活被撑死了！而我们今天却在学习、模仿着当年诟病别人的事例，这是为什么呢？

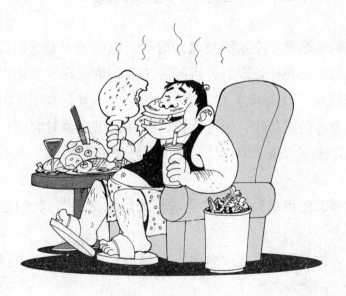

被撑死的"七把叉"

门诊上经常有因为吃得过饱而就诊的病人，胃脘胀痛、嗳腐吞酸、呕吐尚没有消化的食物，以及腹痛、腹泻、口臭、舌苔厚腻等，尤其是每到过年过节，这种情况更为多见，人们是在吃中肆意戕害着自己的健康啊！

有人习惯吃剩饭，做一顿饭吃几天，把自己沦落为剩饭菜的"垃圾桶"。剩饭菜里面的营养成分最多的是糖分，然后就是少量不完全蛋白和大量亚硝酸盐、细菌，几乎没有维生素和消化酶。等你感觉自己体形走样、脸色异常的时候，为时已晚，健康已经离你远去了。

## 4. 病从口入，远离十大垃圾食品

我们生活在一个塞满垃圾的时代。以前的天是蓝的，水是绿的，地里的菜花处处飘香，可随着工业污染、环境恶化以及人们的急功近利，曾几何时，清新的空气早已不复存在了。田间地头到处是刺鼻的农药味，土地庄稼、各种瓜果蔬菜对农药化肥也上了瘾，产生了严重的依赖性，非如此已经不能生产。

**世界卫生组织公布了"全球十大垃圾食品"，我们应该避而远之：**

一、油炸类：导致心血管疾病的元凶；含有致癌物质；破坏维生素，使蛋白质变性。

二、腌制类：导致高血压和肾负担过重；影响黏膜系统，对肠胃有害，易发生溃疡和炎症。

三、加工类肉：如肉干、香肠等，含有致癌物质；含亚硝酸盐和防腐剂，会加重肝脏负担。

四、饼干类：含食用香精和色素过多，加重肝脏负担；破坏维生素；热量高、营养低。

五、汽水可乐类：含磷酸、碳酸，会带走体内的钙；含糖量过高，喝后有饱胀感，影响正餐。

六、方便类：如方便面和膨化食品，含盐分过高，防腐剂和香精会损伤肝脏；热量多，营养少。

七、罐头类：破坏维生素，使蛋白质变性；热量高，营养低。

八、话梅蜜饯类：含有致癌物质；盐分过高，含防腐剂和香精损伤肝脏。

九、冷冻类：如冰淇淋、雪糕等各种冷饮，含大量奶油易发胖；含糖量过高，影响正餐。

十、烧烤类：含致癌物质三苯四丙吡，一只烤鸡腿相当于60支烟的毒性；加重肾脏和肝脏负担。

嗜食过多的糖是健康的一大危害。不仅糖尿病、溃疡、龋齿等疾病是要严格限制糖的摄入，对于健康人而言，多余的糖进入体内还会败坏脾胃的功能。糖会使人产生胃酸，使脾虚生湿，身体发胖。糖还有镇静和抑制大脑思维的作用，会使老年人痴呆，情绪抑郁。现在各种垃圾食品、小零食里面都含有糖，使人防不胜防。

人们从来没有像今天一样，在做菜的时候随心所欲地加入那么多的油。在经济落后的年代，父母惜油如金，几斤的油要吃上一年，而现在一个月就可以吃掉以前一年的油了。当人们享受着油带来的美味时，大量的油脂、毒素和致癌物也同时进入了自己的身体，高血压、高血脂、冠心病、中风、肥胖、胆结石等各种疾病正在悄悄地向我们走来。

西方人猛吃生蔬菜、水果，煎鸡蛋，喝牛奶，我们也跟着感觉走，岂不知包括饮料、啤酒和汉堡面包都是不利于健康的。很多小孩子和青少年已经彻底被西餐所征服，全然没想到这些垃圾食品对健康形成的危害。"病从口入"，各种各样的结石、肿瘤以及许多莫名其妙的疾病也随之接踵而来，现状已经不能不令人警醒了！

## 5. 饮食排毒，生活习惯的几点忠告

饮食养生的第一要义就是排毒，日常生活中的许多食物，如蔬菜和水果都有很好的排毒作用，且效果可靠，是最科学的排毒食品。

◆猪血、猪皮和猪蹄都是排毒的良"药"。猪血中的血浆蛋白被消化酶分解后，会产生一种解毒和润肠的物质，使侵入体内的粉尘和金属微粒排出体外，有除尘和清肠的作用。

◆冬瓜性微寒，有清热解毒、祛湿利尿等作用。《本草纲目》说："冬瓜可令人好颜色，养胃益气，久服轻身不老。"冬瓜不含脂肪，含钠量低，常食可以使人体瘦轻健，体形健美。

◆黑木耳含有的植物胶质具有较强的吸附作用，能够吸附残留在消化道内的杂质，清洁血液，清除污染物质，被称为"人体清道夫"。经常食用可以通便、降压。

◆海带中含有丰富的碘及其他微量元素和无机盐，能减慢肠道吸收放射性元素锶、镉等的速度，并把它们排出体外，可以降脂减肥，还有抗癌的作用。

◆胡萝卜含有的大量果胶可以与汞结合，有效降低血液中汞

离子的浓度，并加速排出体外，还可以刺激胃肠的血液循环，抵抗导致疾病、老化的自由基，以此达到轻身、养颜的作用。

◆苹果中的半乳糖醛酸有助于排毒，果胶则能够避免食物在肠道内的腐化。

◆无花果含有机酸和多种酶，可以保肝解毒，清热润肠。

◆香蕉不但能够润肠通便，还能够为大脑提供缓解疲劳和消极情绪所需的营养物质。

◆樱桃是排毒的天然药食，有温和的通便作用，还能补充铁质和维生素C，改善血液循环，帮助抵抗疲劳。

◆葡萄可以帮助肝和肠胃清除体内垃圾，增加造血机能。

◆草莓含有多种有机酸、果胶和矿物质，能清洁肠胃，强固肝脏。

◆猕猴桃的维生素C含量是水果中最丰富的，可以防治牙龈出血，最有益于牙龈健康，还可以抗癌。

## 日常生活习惯的几点忠告

多饮水，可以促进新陈代谢，缩短粪便在肠道停留的时间，减少毒素的吸收；

可多吃点素食，给肠胃休息的机会，油腻和刺激性食物会产生大量毒素，造成肠胃的巨大负担；

定期减食、素食和科学指导下的断食，大量的果菜汁很有助于彻底地排毒；

多吃新鲜和有机食品，少吃加工食品、速冻食品和冰凉饮料；

少吃盐，过多的盐会导致尿闭、汗闭，引起体内的水分堆积；

适当补充一些维生素C、E等抗氧化剂，以帮助消除体内的自由基；

　　吃东西不要太快，多咀嚼，这样能分泌较多唾液，中和各种毒性物质，引起良性连锁反应，排出更多毒素。

　　"养生之道：管住自己的嘴，迈开自己的腿"。不要使自己成为一个藏污纳垢的垃圾桶！

# 五、你的人生不是梦

拥有高质量的睡眠，
是健康长寿的良药；
中医释梦，
诺贝尔奖为什么与我们绝缘？

《诗经·关雎》："关关雎鸠，在河之洲。窈窕淑女，君子好
逑。参差荇菜，左右流之。窈窕淑女，寤寐求之。求之不得，寤
寐思服。悠哉悠哉，辗转反侧。"这是讲一个小伙子爱上了一个
漂亮的姑娘，以至于躺在床上日里夜里都想着她，醒来做梦都想
着她，辗转反侧，不能入眠。"寤"是醒着，"寐"是睡着的意
思。睡眠与做梦既是常见的生理现象，也和心理与疾病有关。

## 1. 阴阳之道、寤寐之机与营卫之气

《黄帝内经》说："阴阳者，天地之道也。"阳是太阳，阴是
月亮，地球存在昼夜晨昏的交替变化，人生活在天地宇宙之间，
就必须顺应这个节律，随之自然而然地睡眠和觉醒。《黄帝内经》
说："阳气尽则卧，阴气尽则寤。"睡眠与醒寤是阴阳交替的结
果，只有阴阳二气有规律地产生兴奋和抑制，才能保证人体各项
生理活动的正常进行。

"日出而作，日落而息"，这是人体的生理机能适应天地阴阳之道的自然要求。太阳东升西降，人体的气机随之朝升暮降、春升秋降。

有阴才会有阳，有降才会有升，阴气的沉降潜藏是阳气升发的必须和前提。没有秋收和冬藏就没有来年的春生和夏长，没有夜晚的安然入睡就没有白昼的精神抖擞。休息是为了积累能量，是为了第二天更好地工作和学习。

现代人容易生病的主要原因之一就在于睡眠规律的紊乱，违背了天地的阴阳之道和人体生理的"寤寐之机"。

中医理论认为，人体表面分布着两层气，一层是营气，一层是卫气。营气出于中焦脾胃，是饮食物所化生，分布在血管之内，对全身起着濡养作用，属阴；卫气起于下焦，是元气所化生，分布于血管之外，对人体起着护卫作用，属阳。

营卫二气的功能是否和谐对睡眠起着非常重要的作用。寐就是睡眠，就是生理情况的"阳陷于阴"。从白天进入夜晚，人体的气机相应地从阳分入于阴分，卫气潜藏于营气之中，眼目闭合，开始睡眠，精神内敛而安静。寤就是觉醒，从夜晚进入白天，随着眼目的睁开，人体的阳气升发，卫气从营气中分离出来，重新护卫于体表，精神振作而兴奋。

营卫二气的正常循行在很大程度上取决于中气的盛衰。中气就是脾胃之气，脾胃是全身气机运转的枢纽，脾胃之气充足，营卫二气各行其常；脾胃之气不足，营卫就会失去和谐而循行混乱。白天卫气不能升发，人就会疲乏无力；夜晚卫气不能潜降于营气之中，人就会兴奋失眠，阴阳颠倒。

"脾主思"，脾虚的人爱思考，但用脑过度往往暗耗心血，因此大多头脑反应敏捷的人往往睡眠不好，甚至影响寿命。人生在大多数情况下都是不能两全的，知识分子尤其应当重视自己的睡眠和健康。

睡眠不仅仅与大脑的功能相关，还和心脏有关。《黄帝内经》认为是"心主神明"，是心而不是脑在主管着人的精神意识和思维活动的。中医是以五脏为中心的系统论，"心为君主之官"而"脑为神明之府"，心是人体的皇帝，是生命所有机能的主宰，脑的功能是分属于心和其他脏腑的。

人的精神情志可以分为魂、神、意、魄、志等五种变化，分别对应着五脏的肝、心、脾、肺、肾，而心是"五脏神"的总领，它统管人体的一切神志变化。不仅脑神经衰弱会产生睡眠障碍，全身五脏六腑的异常如"小肚鸡肠"、"脾气暴躁"、"肝火太大"等，都会影响睡眠，给健康带来损害。

## 2. "养生睡为先"，熬夜的七大危害

社科院发布的《人才蓝皮书》指出："中国知识分子的平均

寿命下降，'过劳死'现象日益严重，七成知识分子终日处于亚健康状态，处在'过劳死'的边缘。"奔波劳作的职场人士戏称自己是"比鸡起得早，比狗睡得晚"，生活和工作的双重压力，经常让他们辗转难眠。

## 人体生理时钟的说明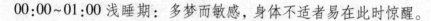

00:00～01:00 浅睡期：多梦而敏感，身体不适者易在此时惊醒。

01:00～02:00 排毒期：肝脏排毒，应让身体进入睡眠状态。

03:00～04:00 深睡期：重症病人发病、死亡的高峰时刻，熬夜勿超过这个时间。

09:00～11:00 精华期：注意力及记忆力最好，是工作与学习的最佳时段。

12:00～13:00 午休期：最好静坐或闭目休息一下再进餐。

14:00～15:00 高峰期：是分析力和创造力得以发挥到极致的时段！

16:00～17:00 低潮期：体力耗弱的阶段，最好补充水果或者饮水。

17:00～18:00 松散期：血糖略增，嗅觉与味觉最为敏感，准备晚餐。

19:00～20:00 暂憩期：晚饭后30分钟散步最有利于放松心情，预防冠心病。

20:00～22:00 夜修期：利用此段时间进行小结、商议需要周密思虑的事情。

23:00～24:00 入睡期：经过一天的忙碌，应该放松心情进入梦乡了。

人一生有 1/3 的时间是在睡眠中度过的，睡眠可分为入睡期、浅睡期、中等深度睡眠期和深度睡眠期等。入睡期和浅睡期人处于朦胧状态，易被唤醒；中等和深度睡眠期人处于熟睡状态，一般不易被叫醒。

睡眠是必不可缺的，尤其深睡眠是身体最好的滋补品。睡觉时皮肤血管的开放可以给皮肤补充营养和氧气，带走各种排泄物；生长激素分泌增加、人体抗氧化酶活性更高，能更有效地清除体内的自由基。高质量的睡眠可以保护大脑，恢复体力，增强免疫力。睡眠不仅带走了一天的疲劳，而且人体的各项生理功能将进行自动修复。"邪之所凑，其气必虚"，如果睡眠不足，身体内在的机能紊乱，有了内患，外邪就有了进攻的机会，就容易生病。

**熬夜的七大危害**

1. 影响内分泌，导致人体的节律紊乱，如月经失调等；
2. 健忘、烦躁、焦虑、抑郁等神经异常；
3. 免疫力下降，视力下降，怕冷怕热，容易感冒；
4. 感染的机率增加，容易出现鼻炎、咽炎、妇科炎症等；
5. 长痘、长斑、皱纹，食欲异常，发胖，容颜早衰；
6. 性欲淡漠，对夫妻生活丧失兴趣；
7. 容易罹患癌症，如乳腺癌、肝癌等。

经常熬夜、缺乏睡眠的人不仅易患抑郁、焦虑、头痛等神经精神方面的疾病，而且胃肠功能紊乱、代谢紊乱，容易诱发高血压和心脑血管疾病。经常熬夜的人多半肾虚，由于免疫力低下，还容易发生细胞的突变，更容易罹患癌症。一个人不吃饭至少可以坚持7天，但如果不睡觉，5天就有可能死亡。

每个年龄段的人睡眠时间有所不同。中小学生每天应睡够9至10个小时，成年人每天应睡够7至8个小时，老年人适当少些。

◆睡眠的时间不是绝对的，它与人的体质、个性都有密切关系。《黄帝内经》指出阴虚阳盛的人睡眠时间较少，阳虚痰湿盛的人睡眠时间较多；凡金行、火行人睡眠时间较少，而水行、土行人睡眠时间较多；胖人一般较瘦人睡眠时间多。西方认为性格与睡眠有关，性格内向、多想类型的人睡眠时间较多，而性格外向、实干类型的人睡眠时间较少。

◆睡眠的时间早晚和季节与气候有关。《格致余论》说："故宜夜卧早起于发陈之春，早起夜卧于蕃秀之夏……与鸡俱兴于容平之秋，必待日光于闭藏之冬。"春季和夏季应当晚睡早起（每天大约需睡5~7个小时），秋季应该早睡早起（每天大约需睡7~8个小时），冬季应该早睡晚起（每天大约需睡8~9个小时）。在风和日丽的晴天，睡眠的时间可以短些；在阴雨缠绵的天气里，睡眠的时间可以适当长些。

"每天睡得好，八十不见老"，睡眠与寿命有明显的关系。每晚平均睡7~8小时、能够保证深睡眠的人，寿命较长；每晚只睡4小时以下、深睡眠严重缺乏的人，大多短命。莎士比亚说："睡眠是人生中第一道美餐。"张学良说："我并没有特殊的养生之道，只是我能睡、会睡罢了。"我外婆已90多岁了，她长寿的诀窍是："吃饭香，常运动，睡眠好"。

## 3. 养生要睡"子午觉","交通心肾"治失眠

> "养生睡为先",睡眠是人体最好的充电形式,是养生保健的良药。睡眠不仅要有量的保证,更要有质的要求,高质量的睡眠可以使你保持充足的"精、气、神",使你皮肤光滑、面容滋润。"会吃不如会睡,吃得好不如睡得好,不觅仙方觅睡方,吃人参不如睡五更。"

中医养生提倡睡好"子午觉"。子时指晚上 23~1 点,午时指中午 11~13 点。午在五行属火,对应的是五脏的心;子在五行属水,对应的是五脏的肾。人体的气机运行"子时阴极而阳生,午时阳极阴生",子午时是阴阳二气交会之际,子时入睡可以"合阴",阴降才能阳升;午时入睡甚至片刻的假寐也可以"合阳",阳降才能阴生。"子午睡"可以使心火下降而肾水升腾,使"心肾相交",人体的阴阳二气顺利循行、和谐相处,从而最大程度地缓解人的疲劳。

在日益繁忙的今天,好些人晚上十一二点钟都不能按时上床。如果不能在这个承前启后的关键时刻休息,机体忙碌了一天所代谢和积累的毒素就不能排出体外。

"子时不睡耗其阴,午时不睡伤其阳",人体就是一个阴阳气场,"阴不降则阳不升",阴气如果不能下降,阳气也就不能顺利地升发,各项生理功能就会紊乱。睡好子午觉就可以调整阴阳,

**唯阴阳平衡才能百病不生。**

因此经常熬夜的人，最好白天能补半至一小时的午睡。但如果每天晚上都超过了 11 点才去睡觉，就是增加了午睡也不一定能补得回来。午睡的时间不宜过长，一般不要超过 1 个小时，否则会越睡越瞌睡。晚上没有睡好，第二天就是睡得再长人仍会感到困倦。冬天晚上没有睡好，白天就觉得浑身发冷；夏季熬夜，白天就会觉得浑身发热，这就是由于没有睡好子午觉，导致阴阳二气运行失常的缘故。错过了子午觉，不论睡再多的时间都很难弥补。

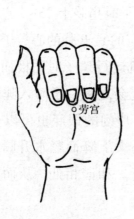
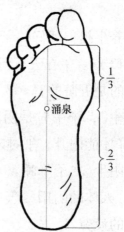

**劳宫穴与涌泉穴图**

如何睡好"子午觉"？还有一个不吃药的好方法：晚睡之前、泡脚之后，先把两手搓热，然后用手心去按揉脚心，让手心的劳宫穴和脚心的涌泉穴相合。

劳宫属于心包经的穴位，涌泉属于肾经的穴位，反复去做就可以起到心肾相交的作用。《易经》讲"水火既济"，就是说心火往下走，头面部就不会上火；肾水上行，腰膝以下就不至于过分寒冷。用这种方法治疗口干舌燥、头目眩晕、耳鸣耳聋、颜面潮热以及小便清频、腰膝酸软、畏寒怕冷等症，都有非常好的疗效。

　　曾经治疗建筑大学一对教授夫妇，一个失眠，一天到晚睡不着；另一个嗜睡，一天就是睡上 10 个小时都睡不醒，头脑昏昏沉沉。用这种方法调理后，都获得了痊愈。

## 4. 从《红楼梦》到中医释梦

　　庄周是位大哲人，做梦都非比寻常："有一天，庄周梦见自己变成了蝴蝶，一只翩翩起舞的蝴蝶。自己非常快乐，悠然自得，不知道自己是庄周。一会儿梦醒了，卧在床上的庄周就感到疑惑不解：是我做梦变成了蝴蝶呢，还是蝴蝶变成了我呢？"

　　"庄周梦蝶"提出了人应当如何认识自身和人生的哲学问题。人如果能打破生死、进入"无我"的境界，就会无往而不快乐。但人生又是何其不易！苏轼对人生易老、岁月无情曾经发出了"人生如梦，一尊还酹江月"的感慨。

　　好些人不仅难于入睡，而且睡眠不实，经常做各种各样的梦，觉着自己如同"生活在梦中"；有人做梦像连续剧一样，今天晚上第一集，明天晚上第二集，从长征到抗日战争，一直到解放战争都做完了，还意犹未尽；有人不断重复内容情节都相同的梦，浑浑噩噩，意犹未了。"人生如梦亦如幻，朝如晨露暮如霞"，梦给人们带来了太多的困扰。

"胃不和则卧不安"，脾虚之人爱做梦。

梦和人体的生理、病理有着较为密切的联系。"胃不和则卧不安"，肠胃不好的人大多伴随着睡眠障碍，稍有风吹草动就会惊醒。"脾主思"，脾虚的人往往思虑过度，把思虑也常常带入梦境之中。

中医释梦的理论基础在于阴阳五行和藏象学说，先把梦的内容和五行进行类比，再联系脏腑的生理功能来分析内脏的盛衰虚实。在分析的过程中，运用了一种独特的思维方法——取类比象。

比如《黄帝内经》中描述：阴气盛的，会梦到渡涉大水而恐惧；阳气盛的，会梦到大火烧灼；阴阳俱盛的，会有相互残杀的梦；上体邪盛的，会梦到向上飞腾；下体邪盛的，会梦到向下堕坠；饥饿时，会梦到拿取食物；吃得过饱的，会梦到送东西给人。

任何一个脏器有问题都有可能造成多梦，如肝失条达会梦中怄气、吵架；肺气盛会在梦中悲悲戚戚，甚至在梦中哭醒；心气盛的会在梦中发笑，心气血虚则会在梦中被物压醒；脾气盛的会梦中唱歌，或身体沉重、不能举动；肾虚失藏，则梦中遗尿、遗精、惊恐，被人追杀等。

以生理和病理释梦，并非梦的唯一解释。以梦中出现水为例，"肾主水"而在志为"恐"，梦中出现水和惊恐可以考虑是否肾虚，但在传统文化里面，水又是女人和金钱的代名词。俗话说"男人是火，女人是水"，如果一个男人在梦中身边有过多的水，有可能他和别的女人有私情，有不正当的男女关系。水也可以是"祸水"，如果被卷进漩涡，被污浊的水所包围，则是不祥之兆，有可能会有是非，甚至官司缠身。但如果是清亮的水，往往会文如泉涌，能够洋洋洒洒写出好文章。水也代表金钱和财富，如果梦到大口大口地喝水，或者庭院里进水，会有进财之喜；相反如果是自己小便，或者水从自家流到外面去了，则可能有折财之忧。《周公解梦》说："水流汪洋有淫邪，自在水中大吉利，饮水不休得大财，流水绕身有狱讼，江海涨漫大吉昌，河水砂石益文章。"一家之言，仅供参考。

"日有所思，夜有所梦"，白天所经历到的事情也会反映到梦境中去。梦的形成是一个很复杂的现象，除了在疾病的过程中会发出病理信息反映于梦以外，梦的内容还与睡眠时身体的姿势、平时的所见所闻，以及精神活动都有很大的关系。宝玉病中思念黛玉，做梦也寻找黛玉；贾瑞迷恋凤姐，就在梦中与凤姐交媾。梦的成因大都是白天思虑过度，大脑皮层细胞受刺激遗留下来的痕迹，于是在梦中显示出来。

《红楼梦》是贾、王、薛、史四大家族的兴衰史，之所以把书取名为"红楼梦"，大概是曹雪芹认为在历史的长河中，大观园里男男女女所经历的一切，都不过是十分短暂和虚幻缥缈的梦境而已。《红楼梦》第82回"病潇湘痴魂惊恶梦"，黛玉梦见宝玉道："不好了，我的心没有了，活不得了。"黛玉拼命放声大哭。只听见紫鹃叫道："姑娘，姑娘，怎么魇住了？"黛玉一翻身，却原来是一场恶梦。喉间犹是哽咽，心上还是乱跳，枕头上已经湿透，肩背身心但觉冰冷……林黛玉这个恶梦一半出于心事，终日里怕失去宝玉；一半是由阴虚火旺的疾病刺激大脑所引起的。书中写梦不失生理和病理原则，作者不但是伟大的文学家，还是精通中医药的大师，解梦高手。

长期以来，人们把梦作为一种灵魂的活动，以致产生"鬼魂附身"、"神鬼托梦"等说法。随着科学的发展，脑电波技术解开了做梦之谜：睡眠时大脑皮层各部分并不都处在同等的抑制状态，浅睡时皮质的某些细胞群可以在一定的条件下摆脱抑制，并接受内外环境因素的影响而兴奋起来，这就是做梦的生理学基础。大脑皮质细胞中受刺激而遗留的痕迹可以成为梦境，各种迷信邪说也可能形成离奇古怪的梦境。

我上高二时沉湎于博览群书，对《梦的解析》很感兴趣。弗洛伊德从性爱的角度把人的梦境分析得头头是道，现在看来，这样的分析方法是片面的。没有立足于从人的生理功能来分析、解释梦和心理，这是西方心理学家的不足之处。"结构决定功能"，中医对梦的解释立足于脏腑生理，身体内脏的异常可以通过做梦相应地反映出来，反过来也可以通过梦来诊断内脏的病症，无疑有其合理性的一面。但如果只从生理、病理来解释梦，也是具有片面性的，我们应该一分为二地对待。

## 5. 诺贝尔奖为什么与我们无缘？请还给孩子"做梦"的权利！

2009 年西安市长安区的"2·10"重大交通事故导致了 4 名小学生死亡、1 名重伤。他们起早摸黑地骑车赶往学校，事故发生的时间在早晨的 6 点零 5 分！孩子们每天顶着星星上学，迎着月亮回家，披星戴月。尤其是毕业班的学生，每天的学习时间甚至超过了 12 个小时。

**睡眠是人最基本的生理本能，但今天竟成了孩子们的最大渴求。**毛主席说："教育要革命，学制要缩短。"现在的情况是，读了大学读硕士，读了硕士读博士，大科学家钱学森临终时，仍念念不忘的是："为什么我们的学校培养不出人才呢？"没有身心的健康怎么会有发明和创造呢？

我童年的时候看过动画电影《金色的大雁》，非常羡慕那些无忧无虑的少年，憧憬着自己坐在大雁的翅膀上，飞向遥远的天际。可在我上学之后，这样的美梦不再。从学校已经走出来 20 多年之后的今天，我仍时有做梦，梦见在紧张的考场上英语单词想不起来了，忘记了数学公式。我女儿才 8 岁，英语单词已经开始出现在了她的梦里。请还给孩子童年一个金色的梦吧！

**重视睡眠就是珍惜生命，你的人生不是梦！**

# 六、如何保持适当的性欲

中国人谈"性"色变，
食欲和性欲是人的本能。
"君子好色而不淫"，
孙思邈的房事养生。

有这么一个笑话，古时一个迂腐的秀才，每次和老婆上床的时候都是羞羞答答的，一边说着"为后也，非为欲也"，一边才宽衣解带。国人谈"性"色变，很忌讳谈论性生活，连正常的夫妻性爱都要找借口，封建思想所带来的人性压抑由此可见一斑。性爱是人的正常生理需求，性失去了和谐会对身体造成伤害。谈性是中医养生必须和重要的话题。

## 1. "食色性也"，性爱有益健康

《孟子》说："食色性也"，《礼记》说："饮食男女，人之大欲存焉"。性爱不仅是人类繁衍的基础，它还像吃饭一样是人的本能和自然需求。《黄帝内经》说："孤阴不生、孤阳不长"，和谐的性生活可以使阴阳调和，有利于身心健康。

天地是一对阴阳，男人和女人是一对阴阳。男为阳，女为阴，就连组成《周易》卦象的基本符号——阳爻"▬"和阴爻

"⚋"，也分别是男女生殖器的象征。男人是火，女人是水，男不可无女，女不可无男，只有正常的男女交合才可以达到"水火既济"的状态。男女要"合阴阳"（就是性交的意思），好比是天地相合，如果不合则违背阴阳之道，就好像是"只有秋天而没有春天，只有冬天而没有夏天"，是违反自然之道的。

东西方的思想观念有着很大的不同，但对正常性爱却都是持肯定态度的。叔本华在《性爱哲学》中说："性的关系在人类生活中扮演着极其重要的任务，它是人类一切行为或者举动之不可见的中心点……纯洁的少男少女，经常沉湎于爱情的幻想；一旦与异性有了关系的人，更不时为性爱问题而烦恼。……人类的起源是由于交媾行为，同时两性结合也是人类'欲望之中的欲望'，并且，唯有借此才得以与其他现象结合使人类绵延永续。"

但男人和女人对于性的要求不一样，在性功能上也有着明显的差异。女性为水，性格相对含蓄而柔弱，性冲动发生较慢，一般要5～15分钟才能达到快感高潮，高潮维持时间较长，性欲消退也较慢。男性为火，性格相对刚燥，男性随时可以引起性兴奋，因此男性更容易"拈花惹草"；虽然男子的性冲动出现较快，进入高潮迅速，但火势不能持久，熄灭得也快，不等女性的高潮来临，往往已经泄精"缴枪"了。最理想的性生活当然是双方同时到达高潮，或者使女方先到高潮，男方再行射精，但这对许多人来讲似乎是"可遇而不可求"的，由此给生理、心理甚至婚姻都带来了许多问题。

据调查，年龄在 25~45 岁的女性有近六成对自己的性生活不满意。性的压抑，不但会导致情绪烦躁、失眠多梦、疲乏无力，还会引发偏头疼、乳腺增生和月经不调。女性性生活的缺失无疑和男性的性功能减弱或消退有着十分密切的关系。我们不禁要问：中国男人的性到底怎么了？莫非像中国足球一样，出现了严重的"阴盛阳衰"？

## 2. "IT" 从业者都有阳痿吗？

我诊治过的性功能障碍患者来自全国各地。有的是阳痿，痿软不举、举而不坚、插入无力，甚至根本就不能插入；有的是早泄，插入后不敢抽动，在女性还没到达高潮之前很快就射精了，严重的一触即射。有个女孩携男友看病，说自己掐表计算过，每次性交不会超过 30 秒。

这些患者中有较大多数是从事 IT 行业者和大学生。有人说："从事 IT 行业的大多都有阳痿。"我曾经问过一个患者，这是为什么呢？他说："每天趴在电脑上，比其他人有更多的机会接触到各种淫秽信息，经受不住诱惑了就情不自禁地自慰。"这应该是其中的原因之一。

手淫是自慰最常见的方式，就是用手刺激生殖器来达到性兴奋。有了懵懵懂懂的性冲动，性欲又得不到正常的宣泄，就会染上手淫的恶习。据调查，有 96% 以上的男性承认自己有过手淫，有 30% 以上的未婚男性承认自己经常手淫。一旦染上手淫的恶习，要戒除掉是不太容易的。有些专家对手淫持肯定的态度，这是错误的，因为手淫虽然使性欲得到了一时的释放，但由此造成的性功能障碍却会影响一生。

手淫会造成阳痿、早泄等性功能障碍，好些男性青年因此而不敢谈女朋友，不能进行正常性生活。正常性生活时阴茎在柔软而润滑的阴道里抽动，与手淫时的摩擦和刺激是完全不同的。习惯于手淫后阴茎会对正常的阴道环境无法适应，从而导致提前射精。

2006年，有位患者早泄严重，一接触阴唇就射精，根本不能进行正常的性生活，结婚数年都未能怀孕。经我治疗后性功能好转，不久妻子就怀孕了，至今宝宝已经两岁多，他专门向我致谢。

频繁手淫还会耗伤肾精，导致身体衰弱。精液中含有大量的前列腺素、蛋白质、锌等重要物质，过频手淫会大量丢失这些与性命有关的重要元素；精子和性激素是睾丸产生的，失精过度可使脑垂体功能降低，导致睾丸萎缩，从而加速衰老的进程。

手淫还会使你自卑，对前途缺乏信心。2005年底一个临近中考的学生，成绩一向优秀，可最近考试成绩却排到了年级一百名之后，整天无精打采的，上课老走神。跑了几家医院，都认为是学习压力过大所致，但吃药没有一点效果。父母忧心忡忡地带他来求诊。我摸他的尺脉洪大有力，这是相火妄动的征象。一个15岁的少年怎么会出现这种脉象呢？我问他："你一周遗精几次？"他先是一愣，然后怯声回答说："五次！"他父母都大吃一惊！我又问："什么时候开始手淫的？"他不好意思地辩解说："刚开始是手淫，现在不手淫都遗精。"其实他不仅是遗精，简直是"滑精"了。以前看病时隐瞒了病因，现在才说出了真相。他骑自行车遗精，跑步遗精，不能挨女孩子的身体，哪怕是一挨上同桌的胳膊都会遗精。父母到学校拿出他的被褥，精斑累累，触目惊心！在用耳穴和中药调理了一段时间之后，这个孩子终于从噩梦中回到了现实，后来考上了大学。

## 手淫 20 年"炼就"的中医博士

2008 年暑假，南京一位电子学硕士专程来西安看病：频繁遗精和"梦交"。一问病史把我吓了一跳：他今年 26 岁，但却已经有 20 多年的手淫历史！也就是说他从 5、6 岁的时候就开始手淫了！这怎么可能呢？然而真是如此。他 5、6 岁的时候偶然玩耍上树，树干刺激到了生殖器，使他突然产生了一股莫名其妙的兴奋，由此他喜欢上了上树，并一发而不可收拾。

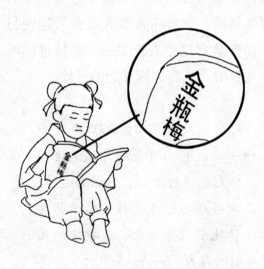

**春心涌动**

尝到"甜头"后他就自己玩弄生殖器，随之发展到了手淫，年龄稍大的时候把精液弄出来了。后来当他知道了手淫的危害，下决心戒掉这个恶习的时候，却又增加了遗精的毛病。多少年来他为自己幼年的无知付出了惨痛的代价，不仅花费钱财忍受痛苦看病吃药，而且整日无精打采，羞于见人，不敢谈女朋友，严重影响了学习和生活。多年来他求医问药，几乎把看病当成了自己的职业。仅 2008 年前半年就服用了杭州某中医一百多副中药，但收效甚微。我给他用针灸、耳疗配合中药，来西安前他一个星期就要遗精 5 次，经治疗，在第一个星期之内就控制到了 2 次，第二个星期 1 次，后来带药回去继续治疗，至今已经彻底痊愈。

2009 年"五一"时我收到他的短信，告诉我病愈之后对中医产生了强烈的兴趣，报考了中医博士，如今正在某中医药大学就读。我很敬佩他弃"电"从医的精神，也向他表示恭喜！希望他将来在中医上能有所作为！

## 3. 越来越多的来自于前列腺的困扰

前列腺炎是男性常见病，一般有三大症状：一是尿频、尿急、排尿不尽，尿后有白色分泌物，尿道滴白；二是腰痛，特别是会阴部胀痛；三是大多出现性功能障碍，如阳痿、早泄等。据统计，在三大男科疾病发病中，5%是男性不育，10%是性功能障碍，35%是前列腺炎。

长期和频繁的自慰可以导致前列腺炎。如今前列腺炎的发病

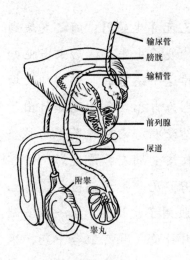

输尿管
膀胱
输精管
前列腺
尿道
附睾
睾丸

**男性生殖器示意图**

112

年龄已经从 40 多岁提前到了 20 多岁，甚至有 16 岁的少年患上此病，背上了沉重的心理负担。患病本身并不可怕，可怕的是没有一个正确的认识和得当的治疗方法。手淫可以耗精伤肾，因此前列腺炎和肾虚有着密切的关系，只知就病治病而忽视肾脏的保养，是一个很大的误区。

治疗前列腺炎，一定要戒除手淫的恶习和保持适当的性生活。

性生活时无精可泄，或房事中阴茎剧烈疼痛，都是不正常反应，这时应避免性生活；但如果刻意抑制性欲，也是前列腺炎的大敌。精液有一部分来自于前列腺液，禁欲会使精囊持续地处于一种高涨状态，性的冲动会加重局部充血，最终导致前列腺的增生和肥大。因此，只有适度宣泄性冲动，保持性生活的和谐才有利于身体健康。

手淫并非一无是处，如果没有性伴侣，每月偶尔一两次手淫可以释放性压抑，有利于身心健康。对于包皮过长的男性，适当手淫还可以改善这种状况。将包皮缓慢捋回龟头下面的环槽处，将窄小口逐渐撑大，小便时也将龟头完全露出，这样就可以避免手术之苦。可以说，手淫是最贴近的自然疗法。动辄就动手术切除包皮，其实并不可取。

## 4. 由滥情走向滥性，由堕胎走向堕落

浪漫主义诗人歌德在《少年维特之烦恼》中说："青春少男哪个不善钟情，青春少女哪个不善怀春？"现在的孩子"醒事"越来越早，恋爱的时间提前了，性生活的时间更提前了。懵懵懂懂的少男少女，怀着强烈的好奇心，压抑不住青春的跃动去偷尝"禁果"。

门诊有个小伙子来看病，虽然年龄不大，但却说自己是"一身的毛病"：头疼头晕、失眠多梦、疲乏无力、身体发虚热、腰疼、盗汗、食欲不振。如果感冒了非有个十多天才能好；偶尔的一点皮外伤对他就成了大病了，伤口很快就会感染；一旦有个口疮，随之满口就会布满，而且很难愈合。曾去医院做过各种检查，但就是找不出病根在哪里，甚至曾有医生怀疑他是艾滋病，但通过化验又排除了。我诊他的脉象是细弦而洪大，是典型的阴精亏损。他身体消瘦、两颧潮红，走起路来背都驼了，边上跟着一个年轻的女孩子。经我询问才知，小伙子今年刚20岁，13岁时受邻居一个大姐的诱惑"失身"，从此沉湎其中，不能自拔。16岁就辍学来西安打工，结识了现在这个女孩子，至今已经同居了四年。小孩子家不懂事，没事就做爱。我问他："你不累吗？"他回答倒也爽快："有时也不想那个事，但是她要嘛！"我叹口气说："你们这可真是不要命了啊！过早和频繁的性生活会损耗人体的精气，伤了肾精也就是伤了'元阴'和'元阳'，这可是人体生命的根本，一旦伤害是很难恢复

的，会导致你一生都体弱多病！"

《黄帝内经》说："女子二七而天癸至，任脉通，太冲脉盛，月事以时下，故有子……丈夫二八肾气盛，天癸至，精气溢泻，阴阳和，故能有子。"女子 14 岁和男子 16 岁，"天癸"（指的是具有生殖功能的精气）都已经来临，虽然具备了生殖能力，但性机能并没有完全发育成熟，是不适宜性交的。如果过早性交就会耗伤先天的肾气，对身体的发育成长带来极大的损害。《褚氏遗书》更进一步指出过早结婚的危害："合男女必当年，男虽十六而精通，必三十而聚；女虽十四而天癸至，必二十而嫁。皆欲阴阳完实……"从生理发育来看，男女的第一次性生活应该从 20 岁以后开始比较适宜。

古代养生家都主张"欲不可早"。《寿世保元》指出："男子破阳太早则伤其精气，女子破阴太早则伤其血脉"，故青少年不可近欲。"二八女子体自酥，腰中仗剑斩愚夫；虽然不见人头落，暗里教君骨髓枯。"

青少年懵懵懂懂的性冲动是青春期的自然现象，应该正确引导。但由于性教育的滞后，"钟情"变成了滥情，"怀春"造成了怀孕，无知和放纵最终对他们的身心健康带来了严重的伤害。

中国人的性意识在经历了封建社会几千年的重重压抑之后，在改革开放的今天，像火山喷发一样被尽情地释放了出来，由此又走向了另一个极端，从性的压抑走向了性的泛滥。

少男少女的未婚早孕已经不是少数人的个别现象，频繁的流产、堕胎除了会对自己的健康带来危害以外，还促使了妇产科医院的空前繁荣。

滥性还带来了性观念的迷惘，有人在感情失败之后独身，有人需要从同性中找到自己的另一半，这实在是扭曲变形的心态。从阴阳学说来看，男女性爱乃是自然的现象，异性结合才符合人性本质和自然之理。性的泛滥还带来了艾滋病以及其他许多社会问题。

照这样发展下去，在不远的将来，男性的性功能障碍将带来生殖能力的普遍下降，女性也由于滥性、频繁的流产和堕胎而逐渐丧失生育能力。

## 5. "君子好色而不淫"，请保持适当的性频率

性爱是男女之间的自然生理现象，是人生的乐趣之一，适当的性爱有益于身心健康，甚至有人认为性爱是锻炼身体的最佳方式。但频繁而过度的性却会对身体造成伤害。

《论语》对"君子"有三条戒律："少之时，血气未定，戒之在色；及其壮也，血气方刚，戒之在斗；及其老也，血气既衰，戒之在得。"人在少年时血气还没有充实，要戒除女色；到了壮年，血气方刚，要戒除斗殴；待到年老血气衰弱的时候，要无欲无求，戒除过多的欲望。

古人云："酒是烧身硝焰，色是割肉钢刀"，"纵欲催人老，房劳促短命"。一个善于保养身体的君子，对于女色一定要有所节制而不能滥性。"君子好色而不淫"，要学习"坐怀不乱"的柳下惠。

经常有患者问：多长时间性交一次才算适当呢？多少为之过度，多少为之适度，这是一个较难回答的问题。

> 对于性生活的具体次数并没有统一的标准。每个人由于体质、性格、职业等的不同，性生活也有着较大的差异，东西方人的性欲和养生观更有着天壤之别。

一般而言，新婚期间性欲比较强烈。有些新婚夫妇在蜜月里几乎夜夜做爱，随着好奇心的冷却，会逐渐减少到每周2~3次。如果夫妻分居两地，"久别胜新婚"，性生活也会频繁，此乃人之常情。

谚语说："二更更，三暝暝，四数钱，五烧香，六拜年。"意思是说，当你20岁的时候，哪怕每间隔2个小时都可以进行性生活；当你30岁的时候每晚都可以过性生活；当你到了40岁的时候就要像数钱那样"一五一十"，隔五天左右才能过一次性生活；当你50岁的时候就不要再逞能了，要像烧香拜佛那样，逢初一、十五才能进行一次性生活；当你到了60岁的时候，更应该以保养身体为重，性生活要像拜年一样，哪怕一年只有一次。

适度的性生活是房事之后并不觉得疲劳，能够照旧精神饱满地工作和学习。倘若出现精神萎靡不振、头重脚轻、腰酸背痛、记忆力减退等现象，就说明已经伤及肾中精气了。男性在每次射精之后会有一个"不应期"，这是人体的自然保护现象，如果因为女性没有到高潮而逞能又投入二次性交，人为地破坏这种保护，则会对健康造成伤害。《黄帝内经》说："人过四十阴气自衰"，步入这个年龄，绝不可继续沉浸在酒色欢娱之中，不然会导致各种疾病，徒徒损耗寿命。

## 6. 性爱养生，孙思邈的房中术

玄女与素女是传说中和黄帝讨论过房中术的性爱女神，因此后世把房中术称为"玄素之道"。古罗马的《爱经》、印度的《欲经》、日本《医心方》都是有名的性学专著。历代中医如朱丹溪的《房中补益论》、张介宾的《宜麟策》，以及《广嗣纪要》等，对于房事养生皆有研究。20 世纪 70 年代马王堆汉墓出土的帛书《合阴阳》《天下至道谈》也都是关于房中术的。不论是在性技巧还是房事养生方面，我们都比西方人要丰富和深邃得多，把养生融于性爱之中是中国古人的独创。

房中术并非"奇技淫巧"，药王孙思邈是房室养生的大家，他在《备急千金要方·房中补益》中说："人生四十以下多有放恣，四十以上即顿觉气力一时衰退。衰退既至，众病蜂起，久而不治，遂至不救。"古人妻妾众多，儒家讲"修身、齐家、治国、平天下"，而修身就要讲房室养生。人到中年，一定要懂得房室养生。

古人把男欢女爱称作"共赴巫山云雨"。房中术很讲究性生活的前戏。孙思邈指出：夫妻双方须"徐徐嬉良久"，务使神和意感、两情相悦，男有情、女有意，女子才会芳心大动、爱液涌动；如果没有引起女方性欲而粗暴强行交合，不但不能共同到达性高潮，更起不到养生的作用。

## "五征、五欲"的性心理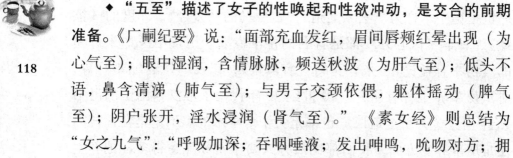

《素女经》很重视女子在交接不同时期的性心理和生理反应，如果能领会其"五征"、"五欲"、"九气"、"十动"等理论并纯熟运用，不仅可以御服女子达到性高潮，男人也能强身健体。

◆ **"五至"描述了女子的性唤起和性欲冲动，是交合的前期准备。**《广嗣纪要》说："面部充血发红，眉间唇颊红晕出现（为心气至）；眼中湿润，含情脉脉，频送秋波（为肝气至）；低头不语，鼻含清涕（肺气至）；与男子交颈依偎，躯体摇动（脾气至）；阴户张开，淫水浸润（肾气至）。"《素女经》则总结为"女之九气"："呼吸加深；吞咽唾液；发出呻鸣，吮吻对方；拥抱男方，而显亲热；女阴流液而润滑；意态殷勤而吮人；两腿钩缠男方；抚弄男子阴茎；手弄男子乳房"等。说明九脏之气已至，性欲高涨可以交合了。

◆ **"五征"论述了交接中女子的性兴奋以及男性根据不同反应所需要的配合：**"一曰面赤，则徐徐合之（交合）；二曰乳坚鼻汗，则徐徐内之；三曰嗌干咽唾，则徐徐摇之；四曰阴滑，则徐徐深之；五曰尻传液，则徐徐引之。"《合阴阳》则论述为："一曰气上面热，徐煦（气上升，面部发热，两人先慢慢嘘气）；二曰乳坚鼻汗，徐抱（慢慢拥抱）；三曰舌薄而滑，徐屯（慢慢靠近）；四曰下液股湿，徐操（慢慢动作）；五曰嗌干咽唾，徐撼（慢慢摇动）"。

◆ **"五欲"描述的是女子在性高潮各个阶段细致的心理和生理表现：**"一曰意欲得之，则屏息屏气；二曰阴欲得之，则鼻口两张；三曰精欲烦（流出）者，则震掉（摇动身体）而抱男；四曰心欲满者，则汗流湿衣；五曰其快欲之甚者，身直目眠。"《合阴阳》也进行了细致入微的观察："喉息者，内（心中）急也；喘息者，至美也；累哀（连续叹息）者，玉策（男子性器）入而痒乃始也。"

◆ **"十动"是根据女子性欲快慰的程度来推求其性需求的论述：**"一曰两手抱人者，欲体相薄阴阳相当也；二曰伸其两腿者，切磨其上方也；三曰张腹者，欲其泄也；四曰尻动者，快善也；五曰举两脚拘人者，欲其深也；六曰交其两股者，内痹淫淫也；七曰侧摇者，欲深切左右也；八曰举身迫人，淫乐甚也；九曰身布纵者，支体快也；十曰阴液滑者，精已泄也。见其效，以知女快也。"由以上女性的十种动作，可以了解她快感的程度。假如表情不断地在变化，身子不断扭动，似乎在渴求性交的深入发展，就可以知道性交是很成功的，接下来就是性高潮的来临。

《素女经》还很重视男子的性心理。早泄是大多数男子的通病，由于男女性高潮时间不一致，因此交合时男子往往会过早泄精，尤其是没有性经验的男人，更容易出现。《素女经》指出只要心平气和，便能领会持久交合的要诀。交合前首先要保持镇定，要有自信心，有充分的心理准备而舒泰自然，按部就班才能保证阳具自然勃起而坚硬无比，使女子顺利地到达性高潮。以上种种有关性活动生理和心理论述，较现代性医学更为深刻入微。

## "七损八益"的性技巧

《黄帝内经》提出"七损八益"理论，即用"八益"来消除"七损"以引导性生活达到和谐。

◆ **"七损"是指性生活中会有损健康的七种表现。**《天下至道谈》说："一曰闭，二曰泄，三曰竭，四曰勿，五曰烦，六曰绝，七曰费。"一损是指性交时阴茎疼痛，甚至无精可泄，这叫内闭。二损指大汗淋漓不止，阳气外泄。三损指不加节制，交接无度，徒使精液虚耗。四损指阳痿不举。五损指交接时呼吸短促、心烦意乱。六损是指在女方没有性冲动时强行交合，不但给女方带来痛苦，而且危害胎孕，这叫"绝"。七损指交接求快，滥施猛泄，只能是徒耗精气而已，所以叫作"费"。

◆ **"八益"是指能够预防和弥补"七损"的八种有益的引导方法。**《天下至道谈》说："一曰治气，二曰致沫，三曰知时，四曰蓄气，五曰和沫，六曰积气，七曰持赢，八曰定顷。"一益是指性交之前应先调息导引，使气血流畅。二益是说舌抵上颚，叩齿生津。三益是说要善于掌握交合的时机。四益要蓄养精气，忍精勿泄。五益是指吞咽唾液。六益是指交合适可而止，以便积蓄精气。七益是说要留有余地，保持精气充盈。八益是说男方不要恋欢不止，防止倾倒之意。

孙思邈说:"凡御女之道……弱而内迎,坚急出之,进退欲令疏迟,情动而止,不可高自投掷,颠倒五脏,伤绝精脉,生致百病。"交接时要缓缓插入,少作抽送,慢进而快出,不可狂插猛泻,则女子愉快,男人不衰。还要掌握"九浅一深"的技巧,即阴茎插入阴道不宜过深,抽动时应做到徐缓均衡,认为这样才能增加男女房事时的快感,并能避免损伤血脉。房事后应将余精洒尽,趁阴茎尚未疲软时抽出,并且在房事完成后清洗阴部。

《素女经》指出男女交合需要遵守一定的顺序:"男人在和女子交合前,首先使女子心情安定地平躺着,弯曲打开双腿。男人便俯卧在她两腿之间,吻其香唇,吸弄玉舌。用手拨弄阳具弹击阴户和两旁,如此前戏一段时间后,再慢慢插入女子阴道。"

"阳具肥大的人,插入一寸半,瘦小者插入一寸左右,不要摇动,缓缓抽出后再行插入,更能消除百病。泄时,不可泄溢在阴户外部。阳具插入阴道后,自然会生热激动而射精。此时,女子便会情不自禁地摇动身体,与男人节奏配合。值此,男人再行深深插入,则男女百病自都消除。"

"再浅刺女子阴核小蒂,更深插入三寸半,在阴户内紧缩的当口,由一数到九,阳具再往最深处插入,直抵大前庭腺,在此一进一出之际,男子吸吻着女子的口唇,进行九九之法。"

《素女经》的记载不得不令现代人击节赞叹。素女了解女子的性高潮是渐渐上升,达到顶点后又缓缓下降而恢复原状。因此她要男人在交合前先做各种调情动作,并在射精后仍需完成相当的交合动作，以使女子逐渐地回复平静。素女强调口唇的运用也是非常有见地的，因为口唇是刺激性感的副交感神经的通道。

## "节欲固精"的养生之道

《黄帝内经》主张"节欲保精"的房事养生。黄帝问他的老师今人比古人短寿的原因，岐伯回答说："以欲竭其精，以耗散其真，……故半百而衰也"。

四川绵竹有位114岁的老中医说："肾精人之宝，不可轻放跑；惜精即惜命，固精人难老。"他的秘诀是夫妻分床而眠，性生活要节制。认为独卧则心神安定，耳目不染，易于控制情欲，有利房事保健。

房中术的关键在于"节欲固精"，在享受性快乐的同时还要有所节制，房事要"闭固"。孙思邈告诫青年人"纵欲伤身"，决不能凭年轻力壮而肆意放纵，更反对在少壮之时即服食壮阳之药来恣意房事。

房中术虽然要求少射精，但并非绝对不射精。孙思邈说："凡人气力自有盛而过人者，亦不可抑忍，久而不泄，致生痈疽。"过分追求忍精不射反而可能引起男性尿道和膀胱充血，引发前列腺等疾病，影响到正常的性欲。

古人相信"采阴补阳"，认为男性能够从女性性高潮时的分泌液即"女精"、"阴精"中获得祛病延年的补益；更有甚之者相信女性的唾液、乳液等也有补益之效。"凡媾合，会女情姹媚，面赤声颤，其关始开，气乃泄，津乃溢。男子……受气吸津，以益元阳，养精神，此三峰大药也"。"三峰"指女子的舌下、双乳及外阴。

　　房中术对于交接的对象还有较高的要求："凡妇人，不必须有颜色妍丽，但得少年，未经生乳，多肌肉，益也。若足财力，选取细发，目睛黑白分明，体柔骨软，肌肤细滑，言语声音和调，四肢骨节皆欲足肉而骨不大，其体及腋皆不欲有毫，有毫当软细不可极于相者；但蓬头蝇面，槌顶结喉，雄声大口，高鼻麦齿，目睛浑浊，口额有毫，骨节高大，发黄少肉，阴毫多而且强，又生逆毫，此相不可，皆贼命损寿也。"这是把妇女当作房室养生工具的说法，和"还精补脑"一样，是我们应该辩证对待的内容。

六、如何保持适当的性欲

# 七、颈椎、腰椎病的防治与误区

"站直喽，别趴下"！

请呵护好你的生命线——督脉。

挺起你的脊梁，撑起你的健康。

"宋氏三姐妹"之一的宋美龄享年 106 岁，她之所以这么高寿并非偶然，这得益于她很注重保养之道。早在 20 世纪 30 年代初，她就开始用推拿按摩背部的方法来保养身体，并且持之以恒直到终生。人体背部有许多保健的穴位，按摩这些穴位可起到疏通经络、壮腰健肾的功效。脊柱是人体的生命线，可现在却有好多人因为颈椎、腰椎病而失去了健康，不能挺直自己的脊梁而"堂堂正正地'做人'"。

## 1. 重视脊柱，保养好你的生命线

脊柱位于我们的背部中央，它既是人体的中轴，也起着人体支柱的作用。脊柱从头至尾由 26 块脊椎骨组成，包括颈椎 7 节、胸椎 12 节、腰椎 5 节，以及融合的骶椎及尾椎各一节。脊柱骨系是人体骨骼最为精密和复杂的区域，它支撑起头部、肩膀以及上肢，和肋骨、胸骨等共同组成胸腹腔，保护着五脏六腑和脊髓。正是由于拥有了一个健康的脊柱，我们才能够"傲然挺立"。

◆ **从正面看，脊柱是笔直的。** 脊柱两侧有韧带和肌肉附着，强壮而又柔韧，维持着脊柱的稳定性。从脑部发出的神经必须经由脊椎才能到达胸腹部的器官，躯体要在大脑神经的支配下完成弯曲、旋转等各种动作，也必须经过脊柱这个中转站。脊柱和健康有着千丝万缕的联系，是人体的"第二生命线"。

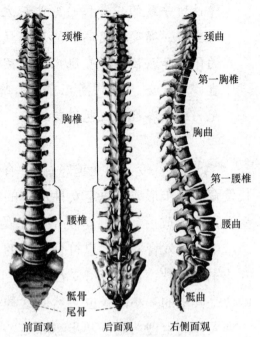

脊柱全貌图

◆ **从侧面看，脊柱是弯曲的。** 它自上而下有颈曲、胸曲、腰曲和骶曲4个生理性的弯曲。其中颈曲前凸，胸曲后凸，腰曲前凸而骶曲后凸，呈现"S"的形状。椎体之间是椎间盘，具有很强的弹性和韧性，可吸收震荡，增加脊柱的灵活性。这些生理性的弯曲，就等于给躯体装上了弹性装置，使脊柱有了类似弹簧的作用，既适合人直立时重心稳定的需要，还可以有效缓冲外力对脊柱的震荡，消除和减弱走动、跑跳时所产生的震动，从而使脑和心、肝、肾等内部脏器得到有效的保护。

如果你细心观察，就会发现一个有趣的现象：人的身高一昼夜会发生显著的差异，早晨的身高竟然比晚上高出1~3厘米左右。这是由于脊柱的弯曲具有伸缩性和弹性所导致的。脊柱的弯曲越大，高度就越低，如果弯曲变小，高度就变高。清晨脊柱两边的肌肉得到了充分的休息和放松，伸直肌肉的作用增强，把脊柱牵拉得很直，人就会"长"高几厘米；晚上肌肉处于疲劳状态，无力牵拉脊柱，人也就变矮了。

"女大十八变，越变越好看"，脊柱的四个生理性弯曲随着生长发育而逐步形成，决定女性形体的腰曲一般要到青春期才会定型。腰曲形成后，脊柱呈现出一个类似"S"的太极形状，既标志着生命的发育成熟，也符合人体的审美。但这种生理性的弯曲并非钢筋铁骨，它很容易受各种外界因素的影响，甚至弯曲变形。即使是其中的一小段，也必然使这种完美的造型遭到破坏，并影响到人体的生理功能以及步态和走路姿势。人到老年，随着椎间盘的脱水等退行性的改变，颈曲开始消失，胸曲逐渐加大，驼背也就慢慢形成了。

> 颈椎是打开人体健康的"金钥匙"，腰椎是检测人体健康的"晴雨表"。控制了脊椎，就控制了人体五脏六腑的机能。

一旦脊椎发生了变异，或者偏离了它的原本位置，随之而来的便是对神经的压迫，以及颈椎、腰椎疾病的发生。这些病症既可以表现在头部，也可以表现在上、下肢，甚至出现内脏器官受压迫的严重表现。

据统计：人类约有 85% 的疾病源于脊椎。诸如头晕头痛、失眠多梦、容易疲劳、视力模糊，以及肩颈僵硬、酸痛、心律失常、食欲不佳、胃痛腹泻、皮肤暗黄、排泄不畅、腰腿疼痛、血压增高以及性功能障碍等近百种疾病都与脊椎有关，可以说，"百病皆由脊椎生"。

颈椎是生命的枢纽，是大脑神经支配躯体必须经过的咽喉要道。颈椎病又称颈椎综合征，表现为颈肩以及上肢的神经和血管受压迫的症状。如头痛头晕、颈部不适、肩颈僵硬、手指麻木、酸困疼痛等，严重者还会引起压迫内脏神经的病变如声音嘶哑、心慌、心律不齐、恶心、易疲劳等，颈椎病向下牵涉还会引起腰痛。中老年人如果既有颈椎病，又有高血压，患脑中风的几率就大大地增加了。

## 颈椎病自检表

| 分型 | 颈肌型<br>（又称颈型） | 神经根型 | 椎动脉型 | 交感神经型 | 脊髓型 |
|---|---|---|---|---|---|
| 占比 | 40% | 30% | 8%～10% | 8% | 8%～10% |
| 年龄 | 青少年开始 | 中青年开始 | 多见中年 | 中年 | 中老年 |
| 病因 | 姿势性劳损<br>伏案工作<br>劳累过度 | 骨质增生<br>软组织变性<br>外伤 | 椎动脉受压<br>椎基动脉系<br>供血紊乱 | 神经紧张<br>思虑过度 | 椎间盘突出<br>脊髓受压<br>多见急性损伤 |
| 病变 | 颈肩肌群 | 椎间孔变窄 | 椎-基动脉 | 颈交感神经 | 椎管狭窄 |
| 部位 | 软组织损伤<br>气血郁滞 | 颈脊神经受压<br>多见于 4～7 颈椎 | 供血紊乱 | 颈部受损 | 脊髓受压、炎症水肿、供血障碍 |
| 主要症状 | 颈肩肌群沉重疼痛、上肢麻木、无力感或伴有头痛、眩晕 | 头颈、肩及上肢疼痛、麻木不可持物、上肢感灼热或针刺样疼痛，也可出现肌萎缩 | 头痛、眩晕、记忆力减退、头转一侧头晕加重，重时出现恶心、呕吐等 | 烦躁、口干失眠、多梦、头痛、眩晕多汗潮红、心律失常、血压不稳 | 下肢跛行无力或瘫痪，上肢麻木无力，肌肉萎缩 |

腰椎病最常见的病因有腰椎间盘突出、增生以及腰椎骨狭窄等，患病后主要影响腰部及下肢的功能。腰椎间盘突出多发生在第四、五腰椎，表现为一侧或双侧下肢的坐骨神经痛。好些患者腰部甚至没有任何不适，只是因为腿疼到医院检查时才发现其实病根出在腰上。因为腰椎问题使血管和神经受到压迫，患者会感到下肢麻木、酸困无力，有些还会引起小便失禁和性功能障碍等，个别的严重患者也可能会因此而瘫痪。

椎间盘位于相邻的上下两个椎体之间，柔韧而富有弹性，对椎体起着平衡和缓冲震荡的作用。长期低头伏案或弯腰搬物，都会使颈曲和腰曲的生理曲度变直，引起椎间孔狭窄。长时间的不良的坐姿和卧姿，会导致脊柱周围的一些软组织如肌肉、韧带和筋膜长期处于紧张的痉挛状态，使椎体受到不正常的牵拉，久而久之就会导致椎体错位。如第一、二颈椎错位会出现眩晕、头痛、全身无力；第三、四颈椎错位会出现面、牙、三叉神经痛，心动过速；第五、六颈椎错位会出现高血压、低血压、肩痛；胸三、四椎错位会出现乳腺增生、胸闷、气短；第二、三腰椎错位会出现股骨头坏死及妇科等疾病。

**教你自查脊柱病变的小方法**：你可以经常观察自己鞋后跟的磨损，如果总是某一只鞋的后跟经常磨损，而且磨损的程度远远要超过另一只，那么就有可能你的脊柱已经发生了不正。如果将头轻轻后仰，然后尽力向左转，再向前转，然后向右转时听到颈椎部有"咔咔"的声音，并且感觉到颈肩部出现酸痛僵硬的感觉，这就提示你的颈椎也许有问题了。这些异样都在提示着你：该保养自己的脊柱了。

## 2. "腰为肾之府"，"督脉为阳经之海"

中医早就认识到了脊柱对于生命和健康的重要性，和西医注重从微观解剖的角度认识人体不同，中医更注重从气血经络方面来探求它的生理、病理以及保养之道。

脊柱为人体的"傲立之本"，对生命至关重要的督脉就从脊柱循行而过。督脉起于肚脐下面的前丹田关元穴，向下通过会阴，循背部脊柱的正中线上行，经后颈部，上行于脑，再沿头部正中线，过头顶，循行于颜面中央，下鼻梁，最后到达唇系带处与任脉相交。在它的循行路线上，自下而上分布着长强、腰阳关、命门、大椎、百会等 28 个穴位，其中的大椎穴是手、足三阳经与督脉交会的地方，和颈椎病的防治有着密切的关系；命门穴即后丹

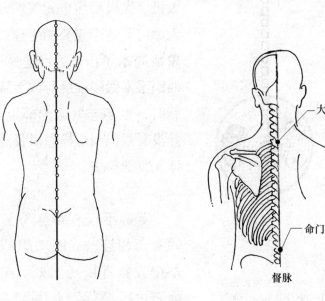

督 脉　　　　　　大椎穴、命门穴

田，是元气出入的地方，和腰椎病的防治有着密切的关系。

督脉是阳气的主宰，对调节和振奋全身的经脉气血都起着重要的作用。历代养生家都很重视督脉的保养，道家练气，以贯穿任督两脉为最高境界。任脉在前，督脉在后，如果能够通过意念导引使任督两脉阴阳贯通，就把全身的经络气血都形成了一个循环，这也就是俗称的"小周天"。任督通则百脉皆通，大大增强对疾病的抵抗能力，就可以达到延年益寿的目的。

生命的本质乃一"太极"，太极在人身无处不在。人体的左肾为阴，右肾为阳，两肾阴阳之气相交，从而生出元气。元气为生命的根本，元气旺盛则生命健康，元气衰亡则生命凋零。明代医学家赵献可曾经绘图把"两肾合为太极、太极动而生元气、元气出入命门"这个重要的生理过程形象地展示了出来。可遗憾的是，西医手术做腰椎麻醉或者腰椎穿刺时，也多选取这个部位进行，并没有意识到这样做对督脉和人体元气的损伤。

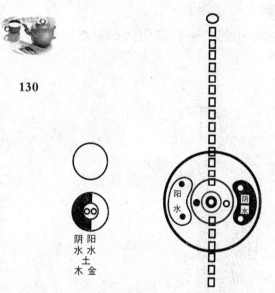

**赵献可命门图**

肾位于腰部，左右各一，左为阴，右为阳，两肾中间的小圆圈就是命门。命门为元气出入的地方，为生命之根。

背部不仅有督脉与脑和脊髓密切相连，五脏六腑的气血都在督脉有依托之处。在督脉的旁边还循行着人体十二经脉中循行路线最长的膀胱经，背部还分布着相传为三国时的名医华佗所发现、闻名后世的"华佗夹脊穴"。中医诊病，诊查脊椎两旁的阳性反应点是重要内容之一，背部的众多穴位都对应着人体的五脏六腑，身体内部的病变可以通过这些穴位反映出来，通过这些穴位反过来也可以诊断和治疗这些疾病。

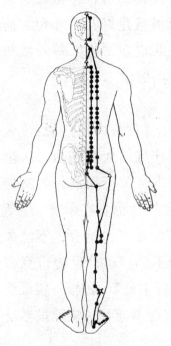

足太阳膀胱经

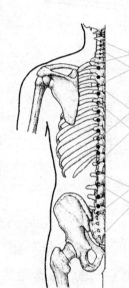

颈2～7
头部、眼部疾患

颈4～胸3
上肢疾患

胸3～胸9
肺、心、肝疾患

胸5～胸12
肝、胆、脾、胃、小肠疾患

腰1～腰5
大小肠、子宫、卵巢疾患

腰2～腰5、骶骨
下肢、膀胱、子宫疾患

华佗夹脊穴与主治功效的关联图

　　"百病皆由脊柱生"，当督脉的阳气不足、膀胱经不通畅时，不仅可以发生颈椎、腰椎病等等躯体四肢的病变，如颈腰强直、头身疼痛、肢体麻木、腰酸背痛，还可以引发头脑不清、神疲乏力、畏寒怕冷、手足冰凉、以及男女的性功能障碍、生殖机能减退等全身内脏阳气衰弱的病变。

## 3. 久坐不动是颈椎、腰椎病的重要原因

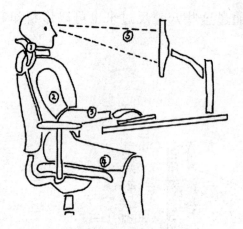

**看电脑的正确坐姿**

1. 身体向后倾，颈部有扶托；
2. 手臂自然下垂，放置椅子扶手；
3. 手与键盘平齐；
4. 膝盖微高于座椅，血液顺畅运行；
5. 屏幕略低于视线

132

好些人上网上瘾连吃饭睡觉都免了，甚至把大小便都憋着，一坐在电脑桌前就是好几个小时，而疾病也在"坐"等着威胁你的健康。

《黄帝内经》说："久卧伤气，久视伤血，久坐伤肉，久行伤筋，久站伤骨。"生命贵在运动，生活工作要劳逸结合，不能久坐不动；运动也得讲究方式方法，不能运动过度。"肾主骨"而"肝主筋"，颈椎、腰椎病的根源在于督脉的阳气不足、膀胱经的气血不通畅，病灶虽然反应在椎骨上，而发病也和筋脉密切相连。

中医认为"肾主骨"，如果先天肾气本身就不充足，加上后天失于保养、劳累过度、性生活过于频繁等原因，肾脏的精气亏耗不能充养骨髓，就会造成骨髓营养不足，导致骨质疏松、椎体压缩、狭窄等病变。脊柱有一个从生长、发育到成熟、老化的过程，如果肾精亏耗、督脉不充，它就衰老得快；"久坐伤肾"，"久坐伤腰"，每天都坐着不动和纵欲过度的人，一般驼背都出现得比较早。因此预防颈椎、腰椎病的关键是避免久坐，适当运动，

保养肾精，充养督脉。

"肝主筋"，中医所说的筋包括西医的各种软组织如肌腱、韧带、筋膜等等，正常情况下这些组织分布于脊柱的周围，对椎体和椎体交接处的椎间盘起着稳定、固定和约束的作用。肝血不足而又"久行伤筋"可以导致筋脉的松弛，对椎体约束无力或者失去约束，就会出现椎体滑脱、椎间盘突出等疾病。虽然病变表现为椎间盘的膨出、突出，但病因却在于筋脉韧带的松弛。因此要预防和治疗椎间盘突出、滑脱等疾病，就要注意补养肝血，不能运动过度，要劳逸结合，以使筋脉保持正常的弹性，约束有力。

颈椎、腰椎病都是一种生活行为方式病，因此我们平时就要养成良好的生活习惯，要尽量减少坐的时间，或坐一会儿变动一下姿势、站起来活动一下，中途可做一下颈部、腰部的按摩。长期伏案低头工作的人，需要工作半小时左右稍事休息，头颈后仰几分钟，轻轻按摩颈部肌肉，缓解疲劳；经常腰部劳累的人，要注意劳动姿势，避免长久地弯腰和过度负重，以免加速椎间盘的病变。

## 4. 中医能治愈颈椎、腰椎病吗？

看一看遍布大街小巷有多少真真假假的"盲人"按摩、整脊推拿，就知道目前颈椎病和腰椎病的发病已经是多么普遍了。但由于目前中医的衰落，西医的临床疗效又不能使人满意，于是不少人大脑中形成了好像一旦患颈椎、腰椎病，就终生病痛而不可治愈的错误认识。那么，颈椎、腰椎病到底能不能治愈呢？

大多数颈椎、腰椎病都有肢体疼痛的表现，属于中医"痹证"的范畴。"痹"就是闭阻之意，中医认为"通则不痛，痛则不通"，引起疼痛的原因在于经络气血的不畅通，只要疏通经络气血，恢复它的正常功能，就可以治愈疾病。

《黄帝内经》根据痹证发病原因和病情轻重的程度不同分为"皮痹、脉痹、肌痹、筋痹、骨痹"五种。"肝主筋"而"肾主骨"，颈椎病、腰椎病类似于"筋痹"和"骨痹"，和肝肾的关系尤为密切。如果肝肾精血不足，使筋骨失去濡养，从而使筋脉粘连、骨质疏松或者变形压缩，这是病变的内因；如果外受风、寒、湿邪的侵袭，居住环境潮湿，导致经络气血痹阻不通，使肌腱、韧带受损，失去了对骨关节的约束力，从而造成椎体的滑脱、突出等，这是病变的外因。

**134**

不论是肩周炎、颈椎病，还是腰椎间盘突出，或是骨质增生，中医治疗都要从这几方面入手。所谓"治病必求于本"，从引起疾病的原因入手，针对疾病的本质治疗，这才是最科学的治疗方法。如果患者是由于肾虚引起的，就要补肾填精；如果患者是由于受到风、寒、湿的侵袭引起的，就要祛风散寒除湿；如果久病体内有瘀血导致筋脉气血不通，就要活血化瘀，排出瘀血。如果做到了这几个方面的兼顾，而且能够灵活运用这些治疗方法，疾病就可以治愈。而机械地牵引、盲目地手术、消极地睡硬板床和无助时候吃钙片，其实都是皮毛之法，没有触及疾病的本质。

**好些人认为骨质增生一旦形成，是不可能"消除"的，因此骨质增生症也不能治愈，这其实也是一种误解。**从生理角度而言，骨质增生是人到中老年后骨质的正常退化，它本身是一种生理性的现象，只要不摩擦、压迫周围的软组织和神经，没有疼痛麻木等临床症状，就不是疾病，因此也就不需要"消除"。但如果由于肝肾精血不足，或者外受风寒湿邪的侵袭等原因，使增生的骨刺发炎、充血、变形以至于压迫影响到关节的正常功能，压迫周围的神经使肢体产生疼痛，影响肢体活动，这就叫骨质增生症了。

> 骨质增生本身不是疾病，它不能自动消除；而骨质增生症才是病，骨刺虽然不能消除，但通过治疗给它消肿，使经络气血畅通，达到恢复肢体功能活动的目的。从这个意义上讲，骨质增生症是可以治愈的。

治疗椎间盘突出症也是一样的道理。中医治疗椎间盘突出，主要是通过补养肝肾精血、活血化瘀、祛风除湿等以恢复肌腱和韧带的弹性，这些组织的功能正常了，就可以把滑脱、突出、膨出的椎间盘重新拉回以前的正常位置，这其实是依靠和增强了人体的自愈力，使它自动复位。

## 5. 针药结合是治疗颈椎、腰椎病的有效方法

颈椎、腰椎病并非现代人的"专利"。同样是身体的器官，古人也会使其劳累，比如他们读书、写书就不比今人轻松。不论是明代张景岳著《景岳全书》，还是王肯堂著《内科摘要》《妇科摘要》等，这些医著无一不是洋洋洒洒数百万字，而且他们没有电脑可以复制粘贴，都是在昏暗的灯光下，用毛笔一个字一个字写成的！难道他们就不患颈椎、腰椎病吗？

早在《黄帝内经》中就有这样的描述："肾痹者，善胀，尻以代踵，脊以代头。"骨痹是较为严重的脊柱等骨关节的病变，它可以导致患者"小腹部易胀满，足不能行，以骶骨代替走路；头俯而不能仰，以至于脊背甚至高过了头"。清代医学家张石顽在《张氏医通》中说："肾气不循故道，气逆夹脊而上，致肩背痛，或又见节对弈坐致脊背痛。"可见不是他们不患病，只是他们没有用这种叫法而已，但他们比我们今人更懂得治疗和保养之法。

## 针灸可以疏通你的督脉和膀胱经

针灸可以治愈颈椎、腰椎病？也许对于某些人而言，这似乎有点像天方夜谭。在中医日益被边缘化的今日，人们已经习惯于有病去医院打点滴，已经习惯于牵引和手术等西医疗法，有多少人还能想起中医针灸呢？但我从事中医临床30年，却用一根小小的银针解除了为数众多的颈椎、腰椎病患者的病痛。

针灸治病的机理在于通过刺激穴位来达到调整经络的作用。它可以排出侵犯人体内的风、寒、湿气，可以改善血液循环，"经络通则百病消"，从而使颈椎、腰椎的功能恢复正常。

穴位的功效有特异性，针灸口诀说："肚腹三里留，腰背委中求，头项寻列缺，面口合谷收。"针对颈椎、腰椎病的治疗，列缺穴和委中穴都是效果非常好的穴位。另外，位于颈项附近的风池可以祛风散寒，大椎可以祛风通阳；腰部的命门、肾俞、腰眼、腰阳关可以补肾壮阳；后溪配合绝骨可以通畅督脉的经气；

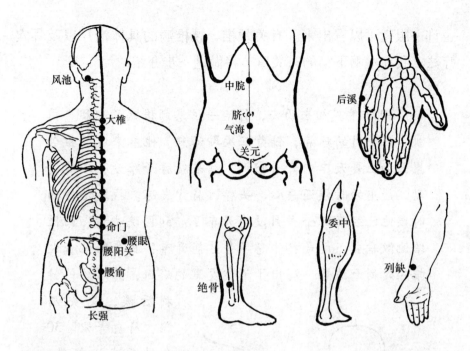

风池 大椎 命门 腰眼 腰阳关 腰俞 长强

中脘 脐 气海 关元

后溪

委中 列缺 绝骨

艾灸神阙（肚脐眼）以及小腹的气海、关元可以补益元气，大大提高人体的抵抗力，对于肾虚、阳虚引起的病症都有非常好的疗效。

> 针灸不仅可以治疗颈椎、腰椎病，而且起效很快，疗效神奇。对于一些急性颈、腰的扭伤疼痛，即使单纯针刺后溪，腰痛点和人中等穴，在几分钟之内就可以消除疼痛，缓解症状，有立竿见影之效，称为"一针疗法"。

除此之外，耳穴也能治疗颈椎、腰椎病，对于一些急性关节扭伤的病症，耳穴可以有效缓解疼痛，确有立竿见影之效。耳穴不但可以治疗，还可以辅助诊断，大多数颈椎、腰椎病患者在耳穴的相应部位会出现条索状的隆起等阳性反应体征，不用诊脉，也许一眼就可以看出来。有关颈椎、腰椎病的具体治疗以及耳穴疗法，我在本书下篇的有关章节将做进一步介绍。

2007年我初来西安，针治一位患颈椎病的出租车司机，三个月的疼痛，针灸三次即治愈。他本来就颈椎劳累，加上夏天车内开着空调，结果就脖子难受，不能转动，严重的时候还恶心、头昏、肩背发凉。找我治疗的时候他已经有三个多月没有开车了。到医院去看，西医给他做牵引，说是要休息半年才能开车！我先给他在大椎穴处刺血拔罐，泻出了不少发黑的瘀血，然后给他针刺后溪，艾灸肩髃、肩贞等穴。30分钟后我一起针，他就惊喜地告诉我，脖子不疼了，转动自如，而且觉得颈背处有一股热气往上窜，头昏、恶心等症状消失无遗。继续再治疗了

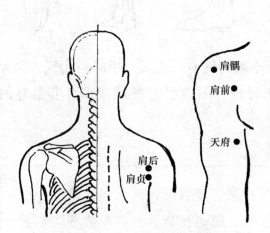

两三次，他已经可以上班开车了。后来，他陆续给我介绍了好些患颈椎、腰椎病的司机前来就诊。他母亲患脑溢血，专程从东北来到西安，经我针灸治愈。他还介绍他们社区卫生服务站的西医大夫跟我学习中医针灸和耳穴疗法。

## 中药古方可以祛风散寒、补肾填精 ☯

针灸可以治疗部分颈椎、腰椎病，但疾病有分类的不同，病患有轻重的差异，有些病还需要中药结合针灸来进行治疗，以此弥补针灸治病的不足。

颈椎病有"秋后算账"的特点，好些人整个夏天都好好的，但是刚一入秋季就感到颈肩酸困疼痛，究其原因其实还在于夏季吹风扇、吹空调而感风受寒。可不要小看风寒对人体健康所带来的伤害，《黄帝内经》说"风为百病之长"、"寒性凝滞而收引"，感受风寒后人体的气机不畅、经脉收缩，可以引起多种疾病。空调和风扇不仅能吹出中风偏瘫、面瘫，还能吹出颈椎、腰椎病。因此古人讲"避风如避箭"，预防这些病症就要做到"虚邪贼风，避之有时"。

早在两千多年前的汉代，医圣张仲景在《伤寒论》中就记载了治疗颈椎病的良方——葛根汤。原书用来治疗伤寒或中风后所导致的"项背强几几"等病证。葛根汤解表散寒、濡养筋脉、缓急止痛，可以有效缓解肌腱痉挛，改善局部血液循环，促进局部水肿的吸收，消除神经根的压迫症状，从而达到治疗颈椎病的目的。中医认为"伤于风者，上先受之"，葛根汤对于与风寒有关系的颈椎病疗效确切。

腰椎病与感受寒湿也有关系，但相比较颈椎病发病外因居多，而腰椎病更有肝肾精血亏虚的内在因素。

　　记得我刚毕业从事临床工作不久，就有一个多年的腰椎病患者来看病，他个头虽高，但身体瘦弱、面色黧黑，除了经常腰腿疼痛、酸苦无力之外，还小便清频、大便溏稀。我分析他是典型的肾阳虚、肾气不固，于是就给他开了张仲景《金匮要略》上的另外一个方子金匮肾气丸来治疗。令人惊奇的是，他第一天晚上服下药，第二天腰疼就明显减轻了！他没有想到我这个年轻中医有这么神奇的医术！见效后他就有了信心，于是坚持服药两个多月，腰痛从此再也没有复发。多年后他告诉我，他父亲腰痛在医院拍片证实第二、三、四腰椎都有很长的骨刺，他自作主张给买了金匮肾气丸；他女儿上高中的时候腰痛，他还给吃金匮肾气丸，但服用后都有很好的效果！看来，他们一家人都属于肾虚的体质，因此出现相同的病症，用同样的药物治愈也就没有什么稀奇的了。

　　在汗牛充栋的中医古籍里面，治疗颈椎、腰椎病的药方可谓不可胜数。唐代"药王"孙思邈医术高明、医德高尚，他把自己临床多年的良方妙药记录下来，汇集成《千金方》一书而流传至今。在这些药方里面有一个很著名的方剂独活寄生汤，治疗由于感受风寒湿邪，气血亏虚，肝肾精血不足而引起的腰椎病，疗效神奇。

　　但当今医疗以西医为主的现状，使得这些已经应用了上千年的药方，现在却不得不躺在故纸堆里睡大觉。我们守着祖先遗留的宝贝不用，却满世界跑着去寻找灵丹妙药，这真是对现代人莫大的讽刺和令人深感遗憾而无奈的事情！

## 6. 颈椎、腰椎病的防治误区

颈椎、腰椎病并非不能治愈。认为不能治愈的原因在于目前医学界一些似是而非的认识以及误区。不纠正这些根深蒂固的观念，中医针灸将无用武之地，颈椎、腰椎病的治疗也将无从谈起。

### 倒走与撞墙，都是"山寨疗法"

运动是预防和缓解颈椎病最好的方法。全身有许多肌肉群都呈放射状与脊柱相连，适当的运动有利于全身的协调性和平衡性，不论对颈椎还是腰椎都是非常有益的，但不适当的锻炼却会适得其反。

网上流传一张治疗颈椎病的图片，上面的文字分顺序左右倒置，让人左右摇晃着去读。始作俑者认为这样可以促使你活动颈椎，促进局部的血液循环，以此来达到治疗颈椎病的目的。但这样的运动主要是由颈椎的中段来完成的，对于颈椎骨质增生、颈椎节段性不稳定的病人而言，过多的侧屈反而会导致头晕、恶心，甚至晕厥等不良反应。

网上报道又有通过撞墙可以来治疗颈椎病，人体背部穴位很多，在专业中医大夫的指导下适当刺激这些穴位可以激发阳气，舒筋活络，但如果撞墙过猛，伤及脊柱关节，就会带来非常严重的后果。

有人锻炼拔筋、压腿，如果压腿弯腰的幅度太大，不但达不到预期目的，还会造成椎间盘突出。一旦有劳损扭伤的症状，就应该尽量卧床休息，继续运动只能使病情加重。还有人希望通过练倒走来治愈自己的腰椎病，不慎摔倒而导致脑出血和颈椎受伤，酿成了惨痛的悲剧。

## 按摩手法很重要

推拿按摩是中医的特色疗法，学友柳伟民用了 20 年的时间拜名师，刻苦钻研，在陕南一个偏僻的县城开了一家中医特色治疗颈椎、腰椎病的专科医院，一双手治愈了众多的疑难病患者。和他交流使我受益良多。他说："对于好些病症根本就不需用吃药和打针，仅凭推拿医生的双手在身体的一定部位施以不同的手法，就能够舒筋通络，调整阴阳虚实，达到治疗的目的。但推拿按摩对手法的要求很高，而且有严格的适应症，并不是所有的颈椎、腰椎病都可以采用这种疗法，也不是随便什么人都会这种疗法。比如颈椎病的发病机理比较复杂，因此在按摩前一定要排除椎管狭窄、严重的椎间盘突出等病症，比如脊髓型颈椎病是绝对禁止重力按摩的。"

按摩不当可以按出颈椎病。有些人刚开始是肌肉酸痛，有些人只是急性的扭伤、落枕，但由于按摩手法过重，或一味地用蛮力、重力，按摩不得法，反而越按病越严重，很容易造成急性椎间盘损伤，甚至健康人也可以因不当的按摩而被按出颈椎和腰椎病。

颈椎是头和躯体连接的枢纽，是人体骨关节中最为巧妙的部位之一。如果在治疗过程中操作不当，或者患者没有配合好，一旦超过了骨骼与韧带的生理限度，轻者水肿、形成粘连，重者可以导致韧带撕裂，导致颈部的骨折和脱位，造成高位截瘫的严重后果。

## 睡硬板床、牵引与手术的缺憾

颈椎、腰椎病的主要病因在于韧带和椎间盘，因此治疗的重心并不在于椎骨本身，只有少数症状较重，比如神经根型、颈和脊髓型颈椎病患者才有必要通过手术治疗。但现在由于利益驱使，好些医院医生非得给你开一刀而后快。

2009年11月各大媒体报道，一位北大教授因患腰椎病椎体滑脱而动手术复位，但在手术后的第7天她却死在了北大医院。据报道，该教授死于手术后的并发症肺栓塞，在当时的抢救过程中，她断了三根肋骨，心脏破裂，肝脏破裂，最终因为大出血而死亡。这个报道令人噤若寒蝉！一个小小的椎体滑脱，难道除了手术之外再没有别的选择吗？人们仅仅把目光注视到手术的成败上，而鲜有人质疑这种手术的必要性，那么以后就很难避免这样的悲剧不再重演。

牵引是西医有限的保守治疗中用得最多的方法，适当运用有一些治疗作用，但弊病同样也很明显。以颈椎曲度变直为例，如果在治疗中不注意颈椎生理弯曲的恢复，盲目地牵引，使颈部的肌肉韧带等组织长期处于一种非生理的状态，就会造成新的慢性损伤。不恰当的反复牵引可以导致颈部的经络阻滞和供血障碍，由此可以引发头痛、头昏等脑供血不足的症状。

期望通过睡硬板床来治愈腰椎间盘突出症，实际上也是一种机械疗法和一厢情愿。人体处处有太极，睡觉的姿势也大多呈现为一种类似"S"的太极样式。

只要睡眠和饮食有所保障，精神愉悦，人体自身就会产生自愈疾病的无穷动力。但在睡硬板床时，患者僵硬地躺在床上，要忍受生理和心理的巨大痛苦，这种愚笨的治病过程对病人而言是更为痛苦的一种煎熬！睡硬板床既不能排除风、寒、湿等病邪，也不能填精补肾，而且睡硬板床过久，人体的气血发生瘀滞，经络很容易形成阻塞，全身的循环、消化功能由此减弱，人体的抵抗能力大大降低，全身都有病了，局部怎么可能好起来呢？

治疗颈椎、腰椎病目前有许多的误区，但忽视中医疗法，忽视中药针灸在治疗康复中的巨大作用，这就是最大的误区！

## 7. 预防为先的保养之道

颈椎、腰椎病并不是不能治愈，好些人生病后把康复的希望完全放在医生身上，过分依赖治疗而忽视了日常保养之道，这样即使一时治愈了，但过后难免复发。

颈椎、腰椎病和感受风、寒、湿邪有着密切的关系，可是你一到夏季还是让风扇高速运转，把空调的温度开得很低；颈椎、腰椎病的主要原因在于约束椎间盘的肌腱和韧带松弛，而且"久坐伤腰"、"久坐伤肾"，可是你"好了伤疤忘了痛"，仍然长时间地伏案工作、用电脑上网、打麻将……所有这些生活习惯，都会使颈椎、腰椎病不请自来，甚至卷土重来。

## 防治颈椎、腰椎病，睡姿与枕头很重要

有人以为"高枕无忧"，喜欢把两个枕头摞起来睡觉，非但没有"无忧"，相反却睡出了颈椎病；有人以为枕头低了可以治疗和预防颈椎病，甚至睡觉不枕枕头，结果颈椎病没有睡好，却睡得血压增高，脑部充血，头昏脑涨

**145**

枕头是睡眠不可缺少的用具，崇尚"高枕无忧"并反复落枕的人极易患上颈椎病，躺着看书、卧在沙发上看电视等不良姿势过多的人也容易患颈椎病。枕头既不能过高，也不能过低，按照生理角度，枕头应该以 8~12 厘米高

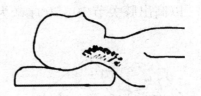

**正确的枕姿图**

为宜，太低容易造成"落枕"，而且流入头脑的血液过多，会造成大脑内压力增大而头脑发胀，并会导致次日眼皮浮肿；枕头过高不但容易患颈椎病，还会影响呼吸道的畅通，易打呼噜。因此，无论是仰睡还是侧睡，都要选择能够保持颈部正常生理弧度的枕头为好。

七、颈椎、腰椎病的防治与误区

把中药填充于枕头内部，可以调理阴阳，防治颈椎疾病。比如小儿宜选不凉不燥的小米枕，以利于头部的发育；阴虚火旺体质宜选绿豆枕、黑豆枕；耳鸣、耳聋患者可选磁石枕；头昏眼花患者可选菊花枕、茶叶枕和决明子枕；神经衰弱、心脏病患者可选琥珀枕、柏子仁枕。夏季暑热炽盛时宜选竹茹枕、石膏枕等，不一而足。

**"坐有坐相，睡有睡相，睡觉要像弯月亮"**。睡眠的姿势原则上是舒适即可，睡不仰卧，也不要趴着睡，更不可强求一个姿势。太极是生命的本质，睡眠时宜侧身屈膝，"S"型类似太极的睡眠姿势更有利于身体的气血循环。但这种睡姿也不能强求向左或者向右，有些人认为向左睡容易压迫心脏，但如果一味地向右睡，同样也会影响到阴阳气血的平衡。

睡床的选择要高低相当，软硬适宜。床不可太高，高度一般以高出膝关节 10~20 厘米为宜，太高则上床费力，对于本就腰椎欠佳的人来讲，更容易导致椎间盘的突出；但也不可太低，太低则空气中含有较多的二氧化碳等不良气体，也容易感受潮湿。床要适当宽些，有利于自由翻身，这样才能睡得舒适，气血循环也就较为通畅。太软的床是不利于腰椎患者康复的，但如果太硬，人睡在上面难免会觉得机械和呆板，对脊柱的

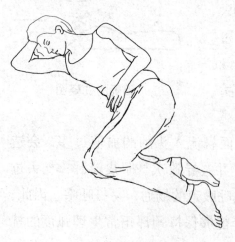

**正确的睡姿图**

生理性弯曲更不适宜，同样会影响到经络气血循行的畅通。

亡羊补牢终不如未雨绸缪，有效防治颈椎、腰椎病，就应该定期保养你的脊柱。背部既有人体阳经的"组长"督脉，也有人体排毒的最长通道膀胱经，有肝、心、脾、肺、肾等五脏六腑的俞穴，如果能对这些经络、穴位进行经常疏通保养，不仅可以调节脏腑、疏通经络、促进循环，还可以强健肌肉，预防和治疗颈椎、腰椎等病变。

脊椎保养不仅有助于防止脊椎歪斜、肌肉劳损，更能维系全身健康，延缓人体衰老，增加性能力和性趣，保持旺盛的精力，让身体处于最佳状态。保养脊柱的方法简单易行，只要持之以恒，就能收到良好的效益。

防治颈椎、腰椎病，最好的医生其实就是你自己。从坐、卧、立、行的生活细节做起，保养好你的脊柱，从被医变成"自医"。

# 八、拯救你的乳房

**今天割子宫，明天割乳房，割完了你还割什么？**
**你已经不是一个完整的人了，更不可能成为一个完美的女人！**
**你是我的姊妹至爱，我能做的，不仅仅是为你低声抽泣……**

《红楼梦》中林黛玉的扮演者陈晓旭因患乳腺癌去世了！陈晓旭的音容气质非常符合林黛玉的形象，她把林黛玉那种多愁善感、凄哀纤弱的性格演绎得淋漓尽致。都是如花的年龄，然而却都过早地凋谢了。"自古红颜多薄命"，她们的芳华早逝令人唏嘘不已！同时也引人深思：难道她们的归宿都是偶然的吗？

## 1. 走进"波涛汹涌"的多事之"丘"

好多女性都渴望拥有一对丰满而富有弹性的迷人双峰，"前凸后翘"，以此构成流畅、圆润的"S"形曲线美。我们走进了这个"波涛汹涌"的时代，同时也迎来了乳房病的高发时代，走进了这个多事之"丘"。

乳房病逐年增加，年龄也越来越低龄化。2008 年初我在西安某学院讲解耳穴诊治乳腺疾病，一个教室八十多个学生竟然有二十几个已经有了乳房疾病的症状！我曾经接治过一位乳腺癌患者，年仅 20 岁！大多数女性出现乳房肿胀或者隐隐作痛时，如果没有其他不适，是不会选择看医生的。陈晓旭带着她的"完美"凄凉地走了，可是不知还有多少个陈晓旭正在走向这条"前赴后继"的不归路。

## 不要没乳房了才来找我！看看你属于哪一种？ ☯

了解乳房病的知识，则可以做到早发现、早治疗。常见的乳房病有以下几种：

◆ **急性乳腺炎**：是细菌通过乳头进入乳房引起的急性化脓性感染，中医称为"乳痈"，它以产后第 2~4 周左右处于哺乳期的妇女最为多见，在乳头破裂后的裂口处最易发生。表现为乳房结块，红、肿、热、痛并伴有发热等全身症状。乳汁瘀积，排乳不畅是发病的主要原因，产后体虚，免疫力低下，长期哺乳，卫生较差更易患此病。乳腺发炎后应及时治疗，不然会为以后患各种乳房疾病埋下病根。

◆ **乳腺增生**：指乳腺上皮和纤维组织的增生，既非炎症，也非肿瘤，中医称为"乳癖"，是最常见的乳房疾病，居乳腺疾病的首位。据调查，25~45 岁的女性约有 30%~40% 都有不同程度的乳腺增生，这和她们正处于性机能最为旺盛的时期是有关系的。患病后表现为乳房的一侧或双侧的不同部位有单个或者多个肿块，以乳房的外上象限最为常见。肿块质地柔软，触摸边界不甚清楚，与皮肤和深部组织无粘连，推按可以移动。肿胀和隐痛是乳腺增生的最早表现，尤其在月经前、劳累或情绪波动时，肿块容易增大变硬，经后则缩小变软，B 超和近红外线扫描可做出初步诊断。

◆**乳腺纤维腺瘤**：是乳房最常见的良性肿瘤，中医称为"乳核"。临床以无痛性肿块为特征，可发生于青春期后任何年龄的女性，以18~25岁的青年女性最为多见。一般为单发，也有多个在一侧或两侧乳房出现的，肿块呈卵圆形，表面光滑，边界清楚，质地坚实，与周围皮肤不粘连，活动度好，皮色正常，多无痛感。瘤体大小从0.3~24厘米不等，大多在3厘米以内，生长速度很慢，一般数年或十余年不会有明显变化。但如果静止多年后瘤体突然迅速增大，并且出现疼痛以及腋窝淋巴结肿大，就应怀疑是否是癌变。

◆**乳腺癌**：乳腺癌的发病年龄从30岁起逐步升高，45~60岁年龄的病人约占全部乳腺癌病人总数的55%，居各种恶性肿瘤之首。癌肿生长较快，质地坚硬如石，边界棱角清楚，乳房表皮呈橘皮样的改变，中医称为"乳岩"。乳腺癌早期疼痛较轻，晚期则疼痛剧烈，癌肿破溃后会形成茶花样的溃疡。乳腺癌应早期手术切除，手术后可用中药综合调理，以达到预防复发和根治的目的。

2008年春我诊治一位48岁的乳腺增生患者，是被她姐姐的乳腺癌"吓倒"而来就诊的。她姐姐患乳腺增生多年，每年都去某医院找一位熟识的教授例行检查。教授把她当作一个典型病例，常常一边检查一边给学生讲解，如何区分良性增生和恶性肿瘤。教授认为她姐姐不需要治疗，只定期检查即可。她姐姐很相信教授的话，没有采取任何治疗而听之任之。但在2007年她姐姐去医院检查时，教授恰好没在，碰到另外一名医生，检查后劝她赶快去做B超，B超医生检查完当即让她做活检！结果很快出来了：乳腺癌晚期！她姐姐的精神完全崩溃，三个月后就离开了人世！有病不治，最终酿成了惨痛的后果！

## 2. 爱胸提示：乳房的自查与保养

也许你还没有养成触摸双峰的习惯，其实自我触摸乳房，仔细观察，却是保障乳房健康的有效途径。自查乳房，是每个女人一生所必须的例行公事。

你可以对着镜子，双臂自然下垂，观察乳房的外形，看它的弧形轮廓是否变得不规整了，乳头是否出现了不正常的内陷，有没有橘皮样的小凹点，或者出现了一个个小小的陷窝。然后用指头触摸乳房，手指并拢，在乳房周围一一触摸，看是否有肿块、结节。最后用拇指与食指轻捏乳头，看是否有分泌物溢出。

如果乳房出现红、肿、热、痛的现象，多为急性炎症。如果乳房外上象限出现颗粒状的小结节，在月经前明显胀痛，随后消失，多是乳腺增生。如果发现乳房有较为坚硬的肿块，尤其是出现了血样的分泌物，千万不可掉以轻心，一定要去医院做进一步的专科检查了，以免耽误病情。

你可以躺在床上先自检，再按摩护理，可以促进乳房和身心健康。手指平放在乳房的一侧，以乳头为中心，用指腹以顺时针方向紧贴皮肤循环按摩，依次触摸整个乳房。要特别注意乳房外上角伸向腋窝方向的部位，注意淋巴结是否肿大，但不能用力提捏，用力要均匀，以手指能触压到肋骨为宜。健康的乳房是柔软的，没有肿块、结节和触痛，如果发现有这些异样就要去医院做进一步的检查了。

八、拯救你的乳房

你可以淋浴时先给予乳房以特别的关照，一边清洁，一边保养。清洗时以乳头为中心旋转，不仅能使血液流通，还可以蜕掉上层的死皮。可以用冷热水交替的方式冲洗乳房，以增强乳房的血液循环，这对保持乳房的弹性和挺拔都有很大的帮助。

凡是 30 岁以上的女性，每年应请专科医生检查一次，40 岁以上每半年检查一次。如果家族中有乳腺癌病史，更应多做自我检查，定期去医院检查，以便及早发现病变，防患于未然。

### 乳房保养的秘诀，呵护女人的一生

保养乳房，要根据乳房在各个年龄段的发育规律，采用不同的保养方法。

一般情况下，女孩子从 8 岁开始乳晕逐渐增大、变黑，9 岁时乳头开始发育，等到 15~17 岁的时候乳房基本上接近成人了。如果 17 岁时仍然是"太平公主"，就属于乳房发育不良，经常会有一些女孩因为胸部发育过快而束胸，最初的难为情和无知影响了乳房的正常发育。有些女孩在青春期刻意追求身材苗条而控制饮食，体重下降了，乳房的发育也受到了严重影响。

乳房从开始发育到成熟，发育期要持续数年之久，因此乳房发育不良完全可以凭借后天调养而赶上正常发育的班车。饮食上要多摄入蛋白质和适量的脂肪，多吃牛肉、喝牛奶等，注意摄取促进乳腺发育的食物，如青椒、番茄、胡萝卜以及豆类等。另外不可忽视锻炼的作用，如俯卧撑、引体向上等，都可以使乳房显得更为隆起。

乳房保养的第二个重要时期是妊娠期和哺乳期。这两个时期体内激素分泌充足，能够有效地保护和修复乳腺，是乳房二次发育的黄金时期。妊娠后乳房会产生一系列的生理变化，乳房的外形会增大，乳晕的色素也逐渐加深，会出现米粒至绿豆大的小结节，乳头会变的发硬和挺立。

如何做好妊娠期的乳房保健呢？早孕前3个月会出现妊娠性乳房胀痛，短时间内即可自行缓解，不能缓解的可以用热敷、按摩等物理疗法，不要轻易使用药物。从6个月开始每天用温水擦洗乳头，洗完后按摩，可以增加乳房的血液循环，排出多余的代谢产物，降低哺乳期乳房感染的几率。如果乳头内陷，可用手轻轻向外牵拉，以免乳头内陷而影响产后婴儿吮吸。

哺乳期更要做好乳房的局部按摩，以防止乳房内硬块的出现。每次哺乳后要挤出剩余的奶水，做好乳头的清洁卫生，防止产生急性乳腺炎。产后乳汁充足与否、质量如何，与脾胃及饮食营养都有密切关系。缺乳应当加强饮食营养，增进食欲，多喝汤水，忌食刺激性食物和滥用补品。俗话说"穿山甲，王不留，妇人食了乳长流"，中药、针灸对于产后无乳都有很好的效果，多喝鱼汤、鸡汤、猪蹄汤等都可以增加乳汁。

在哺乳至十个月左右应该断奶，这样不论对婴儿，还是对乳房形状的恢复都较为有利。

进入更年期后卵巢功能减退，乳腺逐渐萎缩，乳房会失去弹性而缩小下垂，直至完全萎缩，只剩下皱缩的皮肤和乳头乳晕了。生、长、去、衰是生命的本质，"人老珠黄"的时候更要注意乳房的保养，因为抵抗力下降，一些隐匿的疾病甚至恶性病往往会不请自来。这时候一定要定期去医院做专科检查，预防乳腺癌的发生。

## 3."萝卜青菜，各有所爱"，中医认识你的乳房

完美的乳房是上帝的杰作，也是作为身体另一半的女人送给心爱男人的礼物。乳房原本是哺乳器官，随着人类的进化，今天更具有装饰功能。

### 乳房审美与丰胸的误区

人们的审美观是有差异的，东西方的审美观念即有很大的不同。有人喜欢阴柔娇媚，有人喜欢阳光青春。中国人大多属于内向保守型，我们自古以来欣赏的是一种温顺柔情、含蓄内向的柔弱之美，更注重皮肤、五官以及形体的和谐之美。

什么样的乳房才能够算得上是完美呢？一般而言需要具备这么几个条件：

1. 丰满、匀称、柔韧而富有弹性；

2. 乳房位置较高，在第二至第六肋间，乳头位于第四肋间；

3. 两乳头间隔与乳轴保持适当的比例，与肩、胸等位置和谐；

4. 形状挺拔，呈半球形。

"萝卜青菜，各有所爱"，乳房并非越大越好。但在"做女人挺好"的口号蛊惑下，年轻女性恨不得自己的乳房马上高耸起来，随之走进了盲目丰胸的误区。盲目追求大胸正侵害着女人的健康。

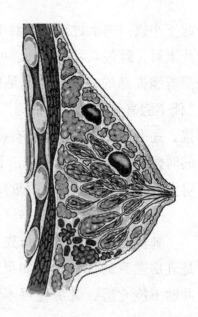

**乳房侧面图**

"一方水土养一方人"，乳房的发育和地域、饮食、遗传等都有着密切的关系。西方人以高脂肪、高蛋白的肉食为主，身体强悍，乳房也较东方女性要丰满得多。四川自古多美女，"米脂的婆姨绥德的汉"，都和当地的水土以及饮食习惯有关。就生理而言，乳房的发育与成熟和脏腑经络有着密切的联系。

八、拯救你的乳房

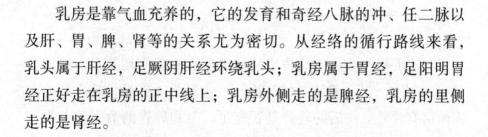

**乳房与脏腑经络的关系，透过乳房看性格**

乳房是靠气血充养的，它的发育和奇经八脉的冲、任二脉以及肝、胃、脾、肾等的关系尤为密切。从经络的循行路线来看，乳头属于肝经，足厥阴肝经环绕乳头；乳房属于胃经，足阳明胃经正好走在乳房的正中线上；乳房外侧走的是脾经，乳房的里侧走的是肾经。

中医认为女性进入青春期后，由于肾气的逐渐充盛，"天癸至，任脉通，太冲脉盛"，从而月经来潮，乳房开始发育。任脉起于小腹，向下过外生殖器出于会阴，再向前沿着胸腹部的正中线上行，经过双乳的中间。冲脉起于会阴，其中的一个分支同样沿着胸腹部的中线，也就是任脉的循行路线上行，散布于胸中。"任主胞宫"而"冲为血海"，这两条经脉往下与子宫、卵巢等相接，往上与乳房相连，具有调节和敷布气血的作用。当气血充足的时候，上可以丰盈乳房，下可以形成月经，对于女性的青春发育尤其是乳房的发育至为重要。

乳房开始时的发育与先天肾气关系密切。肾脏所藏的精气是乳房发育的原动力，如果肾中精气不充，天癸不足，任脉和冲脉不能充盛，乳房便得不到必要的营养，就会长期停留在幼稚状态。

> 肾虚型乳房的表现：乳房发育不良，乳房萎缩，面色黯淡，没有光泽，毛发不荣，手足不温，腰酸腿困，月经量少。成年女性性欲淡漠，性高潮迟缓，缺乏激情，消极厌世等。调养应当以补肾填精为主，可以选用右归丸等中药加减。

乳房的进一步成熟与脾胃的气血盛衰有着密切关系。脾胃为"气血生化之源"，脾胃功能旺盛，供应的气血充足，乳房就会丰满而富有弹性。产后的乳汁是否充足，也和脾胃的消化和吸收有关。另外，气为血之帅，气带着血往上走，乳房的挺拔程度和肝脾主气机上升的功能有关。

脾虚型乳房的表现：乳房松弛下垂，松软而缺乏弹性。面色暗黄，形体消瘦或者虚胖，倦怠乏力，饮食减少，大便不调，月经量少等。调养应当以补益脾胃为主，可以选用圣愈汤等中药加减。

　　乳房大小不是一成不变的，它会随着经期和情绪的变化时而变大，时而变小，这和肝主疏泄的功能密切相关。"肝主藏血"，"肝主疏泄"，肝脏正常地调畅气血，乳房就会得到气血供养；肝主筋，肝气主升，它可以使乳房韧带保持弹性，傲然挺立。

　　肝郁型乳房的表现：乳房萎缩，发育不良，松弛下垂，时大时小，随情绪而起伏。面色发青，容易动怒，心情抑郁，月经前后不定期，痛经，严重的还会导致硬结、疼痛等乳房疾病。调养应当以疏解肝郁为主，可以选用逍遥散等中药加减。

　　门诊上经常见到许多女性的乳房一只大一只小，这是为什么呢？这首先和产后哺乳有很大的关系。有些女性先天乳头内陷，并且乳房发育时没有得到及时纠正，导致产后婴儿吃奶困难。婴儿只吃容易吸住的乳头，久而久之会导致两个乳房的气血失去了平衡，形成一大一小。人身体两侧的气血本来就不平衡，比如你的眼睛、耳朵和双脚其实大小都是不一样的，并不完全对称，只不过没有像乳房那样表现得十分明显而已。而肝气郁结，再加上脾胃的虚弱，就会使得这种左右失衡表现得尤为突出。因此，肝郁脾虚是导致乳房一大一小的最重要原因。

理想中的完美乳房，首先应该是健康的乳房。乳房的发育和是否丰满挺拔是多种因素共同作用的结果，其中最常见的是脾虚、肾虚和肝郁。如果乳房萎缩，松弛下垂，不但影响形体美，缺乏性感，女性还会因此而丧失自信，缺乏激情，自卑，厌世，早衰，对健康带来非常不利的影响。

通过乳房形状不但可以判断女性脏腑气血的盛衰，甚至能够看出她的个性和心理。

一般而言，大多数人喜欢椰子型或者碗型的乳房。它的特点是乳房丰满而且张力较大，匀称、柔韧而富有弹性，乳轴与胸壁几乎呈90度的夹角。拥有这样乳房的女子气血都很充足，自信，富有热情，独立性强，事业心强，做事投入，性功能好，能激发男人的"性趣"。同时这种类型的女子占有欲也很强烈，具有领导才能。不好的方面是爱激动、冲动，甚至感情用事。

有些乳房虽然也不失丰满和挺拔，比圆盘型略显狭长而重心略微下坠，状如茄子。这样的丰胸翘乳如果再加上细腰丰臀，自然是男性的最爱。这种女子一般属于性感型。但"自古红颜多薄命"，如果愿望得不到满足也容易肝气郁结，因此是乳房疾病的高发人群。

## 4. 逍遥丸为什么治不好我的乳房？心情是最好的良药

　　肝脏的经脉从乳房循行而过，乳房疾病和肝脏的气血调达有着密切的关系。经常有患者提出这样的问题：既然肝气郁结可以导致乳腺增生，为什么服用了那么多的逍遥丸却治没有治好我的病呢？

### 爱生气妇女的专利：偏头疼、乳腺增生和子宫肌瘤

　　人体的异常情绪可以归纳为怒、喜、思、忧、悲、恐、惊七种，如果这七种情绪变化超过了人的承受能力，就会对内脏产生严重的影响，具体而言，"怒伤肝，喜伤心，忧思伤脾，悲伤肺，恐惊伤肾"。林妹妹想宝哥哥了，整日里悲悲戚戚，可惜人强命不强，由于"悲伤肺"而患上了肺痨，最终玉碎香消。陈晓旭本就脾胃虚弱，一副楚楚可怜的样子，最终肝气郁结，患乳腺癌而一病不起。

　　我经常给患者和学生讲：偏头疼、乳腺增生和子宫肌瘤是爱生气妇女的"专利"。"怒伤肝"，生气会对人造成很大的伤害。肝脏的经脉从头的侧面、乳房，以及小腹部循行而过，肝脏的经脉不通，这几个部位都会产生病变，因此爱生气的女性容易患偏头痛、乳腺增生和子宫肌瘤、卵巢囊肿。

　　个性强、爱生闷气的女性，再加上婚姻不顺心，工作压力大，郁闷，缺乏正常的性生活，就容易患乳房疾病，而且生气后病情

更容易加重。有些妇女患病多年，病情随着情绪的变化而时轻时重，不易彻底治愈，原因就在于此。

治疗乳房病的秘诀首先在于调摄情志。《黄帝内经》说"喜胜忧"，愉快的心情也是乳房保养必不可缺的，防治乳房疾病，心情是最好的良药。

> 多次人流易患乳腺增生：有个年轻女性找我治病，询问她的病史，竟然有五六次"人流"的经历！类似这种情况并非偶然，好些女性都有数次不等的堕胎、人流经历。临床资料表明：多次人流更易患乳腺增生。

肾脏精气为一身的根本，如果纵欲过度，或者多次堕胎、人流而损耗了肾中的精气，就会导致肝肾不足。轻者乳房萎缩，发育不良，月经不调，性生活缺乏活力，严重的还会导致乳房结块、肿胀疼痛，发生乳腺增生甚至乳腺癌等恶性病变。

多次人流很容易导致生殖系统的后遗症，对乳腺更有潜在的危害。人工流产不同于自然分娩，前者是强行中止妊娠，而后者是"瓜熟蒂落"的自然生理过程。随着妊娠后激素水平的升高，乳腺开始发生变化，乳房会逐渐发胀、饱满、增大，周围乳晕的色素也会增加，而人流却使这一渐进的生理活动骤然终止，乳房又突然塌陷、萎缩，最终因为气滞血瘀而发生疾病。

中医治病要根据全身的症状辨证论治，并非简单地见病治病。乳房病的发生是各种因素共同作用的结果，肝气郁结只是其中一个很重要的原因，而并非唯一的原因，因此逍遥丸也并非治疗乳房病的万能药。肝郁化火要清热，肝郁脾虚要疏肝健脾，肝肾不足则要填补精血。认为逍遥丸是专治乳腺增生的，六味地黄是专治肾虚的，实际上是把中医理论简单化、格式化了，这也是乳房疾病屡治不愈的原因之一。

除中药辨证治疗外，还可以结合耳疗、推拿按摩经络穴位防治乳房疾病。

161

对于乳房病而言，耳疗有特效。耳疗是在耳朵的穴位上贴压王不留行、磁珠来防治疾病的方法。贴压耳部的特定穴位如肝、乳腺、内分泌等穴位可以疏肝解郁，调节内分泌，很好地缓解和消除乳房的肿胀、疼痛，而且没有任何副作用，是防治乳房疾病的最好选择。但由于耳穴过于廉价，被医院弃而不用，但我们可以通过自学掌握这种方法，有关内容详见本书下篇《易学实用的耳穴疗法》一文。

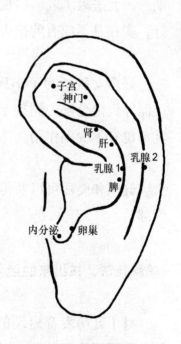

**耳穴乳房的位置图**

八、拯救你的乳房

在耳朵对耳轮胸椎位置的两侧就是乳腺的穴位，好些乳腺增生患者在此处会有米粒大小的圆形凸起。把王不留行或者磁珠贴压于此，再根据不同症状选取不同的配穴，比如肝气郁结，情志抑郁的可以选取肝穴；烦躁、疼痛、失眠的可以选取神门；月经紊乱，内分泌失调的可以选取内分泌和子宫穴；性欲淡漠的可以选取肾穴等。耳穴见效神速，一般治疗一次就可以减轻症状，长期贴压并配合中药、针灸就可以彻底治愈。

## 5. 乳沟不是靠挤出来的，按摩与食疗打造完美的胸部

"三分天注定，七分靠保养"。过了胸部发育最为重要的青春期后，就进入了乳房的成长期，如果这两个阶段乳房都没有发育好，实在是不应有的损失。

好多女孩子为了丰胸，随便服用乙烯雌酚、黄体酮等激素，反而导致内分泌失调甚至癌症的发生。乳沟不是靠挤出来的，隆乳术也有不少副作用。

健康和美丽可以兼得，我们提倡通过按摩与食疗打造完美的胸部。

### 美胸技法，按出来的迷人双峰

对于乳房发育迟缓的"幼稚胸"，或者发育起来之后又因为种种原因而逐渐萎缩，可以用"揉、抓、捏、拉"四招，以唤醒乳房发育，重塑丰满、挺拔的胸部。

揉乳房：两手同时揉乳房正反方向各30~50圈，再左右、上下各揉30~50次。抓乳房：两手交叉，用手指抓拿乳房，一抓一放为一次，可做30~50次。捏乳头：两手手尖同时提住乳头，以不疼为度，一捏一放为一次，连续做30~50次。拉乳头：两手同时将乳头向前拉长，然后松回，一拉一松为一次，可连续做30~50次。这四种招式取坐位或仰卧位都可进行，可以疏通经络，加速循环，促进乳房发育。

对于乳房松弛下垂的"硕大胸"，可以通过运动的方法，锻炼乳房韧带和胸部肌肉，使乳房韧带恢复弹性，把胸线"提"上来，使乳房重新显现挺拔之美。

身体站直，先举右手努力上伸，右脚配合向下拉长，保持这个动作，适当的时间再换左手重复同样的动作，左右交替进行。无论工作、休息，还是在早上醒来或者晚睡之前，在任何可以舒展身体的时候都做这个动作，尽力拉伸腋下到胸部的肌肉，以此来刺激和拉高胸部曲线。

运动健胸要充分利用空闲时间，随时进行。可以沐浴健胸，热水喷淋胸部时，有意识地按摩胸前的肌肤，促进血液循环；可以坐在椅子上健胸，双手扶住椅背，连续做上10个左右突出胸部的姿势，加强胸部的韧带；可以床上健胸，俯卧在床，胸部以上部位探出床外，挺起上半身，双手做如蛙泳般的划水动作，增加胸部肌肉的弹性。

对于失去了弹性的"松软胸"，可以通过乳房按摩使它恢复弹性。

1. 将双手放于腋窝旁，沿乳房外缘做圆形按摩；
2. 从乳房下面为起点，直到颈下锁骨位置；
3. 双手放在乳晕上方，往上做螺旋状按摩。

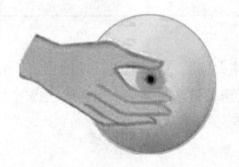
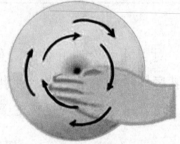

**乳房按摩的方法图**

每个动作重复 8~10 次，力度适中，体会被按压的感觉即可。按摩后沿着乳房表面旋转手指，用手将乳房压下，然后弹起，可使过量的体液返流到淋巴系统，对于消除乳房不适有很大好处。这种按摩方法还可以配合美胸产品或者按摩油，达到滋润肌肤和增强乳房弹性的效果。

还可以通过穴位按摩来丰胸和保养乳房。局部可以取膻中、库房、胸乡、乳根等穴位，远端取脾胃、肝肾和任脉的穴位为主。如足三里、脾俞、胃俞可以培补气血，肝俞、期门可以疏肝解郁，疏通循环，气海、关元可以填补肾精，补益元气。经常按摩这些穴位不但可以达到丰胸健乳的目的，长期下去还可以预防乳腺疾病，刺激性欲，延缓衰老。

乳房经络穴位的推拿对于产后下乳有明显效果。2010年秋季，一位姓马的回族女性结婚数年不能怀孕，经我治愈后于2011年9月顺利产下一个女婴，但没有奶水。因为她不愿服药，我就让科室的护士给她做乳房周围的推拿按摩，治疗后奶水当即就下来了。患者非常感激，两次发短信表示感谢。

## "太平公主"的食疗和"杨贵妃"的丰胸汤

乳房发育不良、萎缩松弛的原因多为脾虚、肾虚和肝郁，因此丰胸要从调理脾肝肾等内脏入手，把按摩、针灸、中药和食疗等结合起来综合调理。

乳房是充满脂肪的器官，拒绝有油水的女生，是不能拥有丰满胸部的，因此应多吃一些补益气血、富有营养的食物。多吃豆类，增加蛋白的摄入，补充适当的微量元素、维生素，要多食黄豆、花生米、瓜子仁、核桃、红枣、酸奶、牛奶、鸡腿、牛羊肉等。

黄豆含有丰富的卵磷脂和蛋白质，花生含有丰富的蛋白质和油脂，红枣健脾补血，核桃补肾填精。可以当作零食，也可以配合在一起，做成各种饮料和粥经常食用。

◆ **核桃花生浆**：核桃 2 两，花生 2 两。把核桃和花生用温开水泡一夜，第二天捞出，放入榨汁机，加 2 杯水一起打成汁，倒在锅里烧开，加适量红糖即可饮用。早晚各 1 杯，既丰胸又养颜。

◆ **核桃红枣粥**：核桃 2 两，红枣 10 粒，米半斤。给锅里加水烧开，放入核桃、红枣和米，煮至粥即可，早中晚都可当主食来吃。补气血，丰胸，美容养颜。

那些虽丰硕无比但却松弛下垂的乳房，当务之急是健脾祛湿，使乳房韧带恢复弹性。可以多吃木瓜、山药，以及牛筋、鸡爪之类的食物，多补充胶原蛋白。

青木瓜是丰胸的第一佳果，是拥有大胸的秘诀。它含有丰富的木瓜酵素和维生素 A，能够刺激女性激素的分泌。木瓜酵素还可促进身体对蛋白质的吸收，搭配牛肉等高蛋白的食物，效果更佳。

山药是补虚佳品，健脾祛湿，补精益肾，是理想的减肥美胸食品。它富含多种人体必需的氨基酸、蛋白质，具黏液质、纤维素、脂肪、维生素 A、B$_2$、C 及钙、磷、铁、碘等矿物质，既可以为乳房提供营养，使松弛的乳房饱满坚韧，又可以排出体内多余的湿气，使乳房韧带恢复弹性。而且山药还可以纤体瘦身，使你的曲线更加优美动人，达到丰胸、瘦身的完美结合。

◆ **山药+鸡肝+青笋菜**：把山药和青笋去皮，洗净切条。鸡肝也洗干净，切片待用。全部原料用沸水焯一下，锅内放底油，加适量高汤，调味后放入原料，翻炒几下，勾芡就可以了。

这是一道肝脾同调的丰胸佳肴。山药归脾经，健脾祛湿，鸡肝和青笋归肝经，疏理肝郁，补养肝血。鸡肝含有铁、锌、铜以及多种维生素，既可补血，也有利于雌激素的合成。青笋是传统的丰胸蔬菜，结合食用可以调养气血，改善皮肤的滋润感和色泽度，促进乳房的营养供应，使松弛而硕大的乳房紧凑、饱满、挺拔。

为了迎合一些女性丰胸的急切心理，各种铺天盖地的广告层出不穷。有些商家还打着所谓宫廷秘方的旗号，什么慈溪的御用秘方、杨贵妃的丰胸汤等，其实大多是为了吸引眼球的噱头，根本无稽可考，但其配方却还是有可取之处的。

◆ "慈溪"御用丰胸秘方"玉女补奶酥"：花生100克，红枣去核100克，黄豆100克。花生及黄豆连皮烘干，磨成粉，红枣切碎，充分拌匀，加水成形。揉成小球后再压成小圆形状（大小可自行决定），烤箱预热10分钟，再烘烤即可。

◆ "杨贵妃"的丰胸汤：鸡大腿肉2支，鸡爪6支，当归、人参须、黄芪、枸杞子、黑豆、红枣各15克。以上洗净，加冷水滚烫后转小火熬炖，约60分钟后即可食用。鸡腿肉也可替换成全鸡或半鸡，但一定要多放些鸡爪，夏天可加莲藕以防止燥热。

## 6. 性爱拯救乳房

宇宙的本质是太极，男人和女人不过是太极图上的阴阳鱼而已。男性为阳，"体阳而用阴"，阳气贵在下降，因此男子乳房内敛而阴茎下垂；女性为阴，"体阴而用阳"，阴气贵在上升，因此女子阴道内凹而乳房挺拔。所谓同性相斥，异性相吸，只有男女各自和另一半水乳交融、合二为一的时候，才能更深入理解"阴阳和合"的妙谛。

乳房是"性敏感区"之一，血管和神经的分布都很丰富。女性需要爱抚，在触摸和亲吻时，乳房会发生一系列周期性的变化：性兴奋期乳房的静脉开始充血，体积增大而变得更加饱满；性爱过程中乳晕充血，乳头勃起。轻柔地抚弄、亲吻乳房可以很好地刺激性欲，使性兴奋感不断增强直至达到高潮，高潮时乳房甚至会颤抖。乳房在性兴奋时充血肿胀，高潮后就会迅速消退而恢复常态。

这一系列变化对乳腺而言是一种良好的调节。一旦因为性压抑而缺乏这种调节，或者男子的性功能减退，使女性兴奋得慢，达不到高潮，就容易使乳腺持续地充血肿胀、疼痛，导致乳腺增生。不少女性乳腺增生后会感到疼痛而回避性生活，性欲低下或者没有性生活的女性，乳房会长期处于抑制状态，不发生充血肿胀和消肿的周期性变化，更容易发生乳腺增生。

适度而和谐的性生活能使肝气舒畅，气血调和，男人和女人的关系通过乳房和性而更加紧密。"性福"的感觉可以使人心情舒畅，免疫力增强，因此和谐的性生活是防治乳腺增生的良药。拯救你的乳房，性爱并非一项可有可无的运动。

饱满而富有弹性的乳房，是女人送给男人的礼物，同时也需要我们最细心的呵护。难言之隐，不能一刀了之！杜绝失去乳房之痛，需要我们从生活的点滴做起。远离乳房疾病，健康"性福"。

# 九、生病就吃药的陷阱

病是养好的，不是吃药吃好的！

你知道全国每年有多少人排队等着换肾吗？

吃中药还是吃西药？

你所不知道的药物的毒副作用！

据世界卫生组织统计，大约有30%的疾病属于药源性疾病，即由于药物的副作用所引起的疾病；大约有21%的属于感染性疾病，其中有相当一部分是由于滥用抗生素导致体内正常的菌群失调；大约有16%的属于医源性疾病，即由于医生的误诊和医疗事故引起的疾病。

## 1. 靠吃药物治病，病越治越多

早在3000多年前的周代就已经建立了世界上最早的医疗体系。当时的医生被分为"食医"、"疾医"、"疡医"和"兽医"四种，食医的地位高于其他医生。春秋时的名医扁鹊认为："君子有病，期先食以疗之，食疗不愈，然后用药。"《汉书》说："有病不治，常得中医。"中医治病的最高境界是预防疾病，食疗高于药疗，古人并不轻易服用药物。

但这种状况到了科技高度发达的今天，已经发生了很大的改观，人们对药物产生了严重的依赖性。有医学专家忠告患者说："宁可一顿不吃饭，不能一次不吃药。"医学专家在夸大了药物治疗作用的同时，却也有意或者无意地隐瞒了药物的不良反应对健康的损害。吃药可以治病，但也可以"致病"，药物是把双刃剑。

《黄帝内经》说："治病必求于本"，一定要从引发疾病的根本原因上治疗，而不是针对它的表象。高血压的病因至今不是完全清楚，西医治疗只是把血压控制在大致正常的范围内而已。血压高医生就给你开出降压药，血糖高就给你开降糖药，迄今为止并没有真正可以根治的药物，因此一旦患病就得终生服药。

在美国，药源性疾病已经成为继心脏病、癌症、肺病、中风之后的第五大疾病，每年因用药错误而死亡的人数多达 15.7 万，比因交通事故死亡和谋杀等加起来的总数还要多。日本一病理学家在尸体解剖时发现，大约有 50% 的患者其死亡原因与西药的毒副作用有关。据国家药品安全监督机构发布的信息，中国每年有 19.2 万人被西药"毒杀"，每年因西药不良反应而住院的病人达到 250 万人。

药物似乎已经成为每个人都必不可少的生活必需品。西药的毒副作用已经被国际社会所公认，它给人类带来了不可低估的严重后果。

## 吃药上瘾等于吃鸦片

喝茶有茶瘾，喝酒有酒瘾，吃药也有药瘾，使你成为药不离口的"瘾君子"。迈克尔·杰克逊就因为常年服用安眠药和止痛药上瘾，最终被药物"毒死"。我在农村行医时许多老年人常年服用去痛片和阿司匹林，一方面是为了解除头痛，另一方面还是为了"提精神"，如果不服药就会感到浑身疲乏无力。据统计，有大约60%的精神类疾病和滥用安眠药有着十分密切的联系。

患了风湿性关节炎，为止疼常年服用强的松等激素，短期内疼痛是止住了，但随之带来的是水肿、肥胖、高血压、肾衰和骨质疏松等严重并发症。激素可以诱发或加重感染，使机体的抗病能力下降，更有利于细菌的生长和繁殖；激素可以诱发或加重溃疡，造成胃和十二指肠出血和穿孔；激素可使人激动、兴奋和失眠，个别人还可能诱发神经精神疾病。长期应用激素后骤然停药，原有的症状会突然加重而出现"反跳"现象。像吞噬鸦片一样，激素并不能治愈疾病，只是麻醉自己而养虎为患。虽然一时可以维持病情，但最终却会因为层出不穷的并发症而死亡。

曾治疗一位患过敏性哮喘的男青年。每年春季树木发芽的时候他病情就要发作，气上不来，眼睛、耳朵和鼻子发痒，不停地打喷嚏。用西药治疗只能缓解症状，越用激素他的体质越差，浑身出汗，极易感冒，就这样已经持续了五六年。他结婚数年妻子至今也没有怀孕。我仔细分析病情认为他属于脾肺气虚，肾阴不足，就给他补中益气汤合六味地黄汤治疗，病情得到了很好的控制。我叮嘱他来年病情发作前再进行一次治疗，经过再次治疗后他的病情就再也没有发作。后来他妻子因为牙龈溃烂做切片化验，结果久不收口，经过我用八珍汤补气血的方法治疗后也痊愈了。后来告诉我一个好消息，他的妻子已经怀孕了。

## 触目惊心的西药毒副作用

"是药三分毒"，任何药物长期或大量服用，将给身体带来比疾病本身更大的伤害。仅就说明书来看，西药的毒副作用和它的治疗作用几乎是对半的。常常是疼痛止住了，但是胃却被吃坏了；晚上可以睡着觉了，大脑却变得痴呆了；血压暂时降下去了，肾功能却衰竭了。

药物治病是以药物的偏性来纠正人体的偏性，大量服用西药给健康带来了许多预想不到的损害，使身体变得越来越糟。

神经性耳聋、耳鸣是一个顽固性疾病，迄今为止尚无有效的治疗方法。中央电视台春节晚会播出的"千手观音"赢来了观众的阵阵掌声，但遗憾的是，表演的 21 名姑娘竟然全都是聋哑人，而且有 19 人是因为注射链霉素后引起。我国目前有 2000 万耳聋患者，其中有近 80% 的人是因为西药的毒副作用引起的。

◆ **有些药物孕妇是不能用的，以免在宝宝还没有出生的时候已经埋下了病根**：抗生素类如青霉素可以破坏胎儿红细胞，引起黄疸；红霉素可以导致先天性白内障和四肢畸形；安定、利眠宁可致胎儿畸形和女胎男性化；黄体酮可使女胎男性化；胰岛素可引起流产和其他先天性畸形。维生素 D 大量服用可致胎儿高钙血症和智能发育迟缓；大量维生素 $B_6$ 可使新生儿产生维生素 $B_6$ 依赖症、抽搐。

◆ **有些药物可以对男性的生殖能力产生影响，降低精子质量**：

如中枢神经系统药物氯丙嗪、氯氮平、奋乃静、安坦、地西泮、苯巴比妥、利眠宁以及抗癫痫药苯妥英钠、卡马西平等可导致多种性功能障碍，如性欲减退、阳痿早泄、生殖器感觉异常；降压药如利血平、普萘洛尔、硝苯地平、卡托普利、尼莫地平、氟桂利嗪等会导致性欲减退、射精困难、男性乳房发育；藻酸双酯钠可导致阳痿和阴茎异常勃起；抑制胃酸的药如西咪替丁、雷尼替丁长期服用可致阳痿、早泄和性欲低下，如奥美拉唑即可致性欲异常。

**世界卫生组织指出："全世界有 1/3 的患者不是死于疾病本身，而是死于不合理的用药。"**

西药不但会对胃肠、肝肾、大脑产生巨大的毒副作用，还可以导致癌症。复方阿司匹林、去痛片就可以引起肾癌和膀胱癌；降压药利血平可以引起乳腺癌；氯霉素可以导致急性白血病。治疗肿瘤的各种化疗药，更可以引发新的癌症，比如环磷酰胺可以诱发淋巴瘤和白血病。有人统计近 10 年内，西药所导致的白血病、各种癌症的人数，已经达到数百万人，其中的大多数人已经死亡。

## 2. 抗生素的危害与被遗忘的儿科名医

在我的记忆中，从幼儿园到大学毕业都没有打过几次针，更没有"尝过"输液是啥滋味。现在的孩子刚一降临这个世界，就打针吃药不断。每天都有许多宝宝到医院就诊，年轻的父母抱怨说："怎么又生病了呢？"以前的母亲生育三五个甚至七八个孩子，又该如何呢？生活条件改善了，全家人尽心照料一个孩子，为什么反而更容易生病呢？

现在的孩子输液成了常事，以至于好些家长都不知道，不输液其实也能治病。

宋代出了中国历史上一位儿科名医钱乙，他享寿八十多岁，一生救治过无数疑难病患儿，学生将他的经验整理成《小儿药证直诀》一书而流传后世，他也被尊称为"儿科之圣"。钱乙创制了许多方剂，如治气急喘嗽的泻白散，治囟门不合的地黄丸，治消化不良的异功散，治疗寄生虫病的使君子丸等，都疗效卓著。

除此以外，历代中医文献中都有记载通过耳道塞药、肚脐敷药、穴位刮痧、针灸等不需要服药的治疗方法。但令人遗憾的是，这些高效而安全的疗法至今已经很少有人问津了。以创收为主的医院早已看不上这些廉价的"雕虫小技"，那些廉价的中成药现在已经很难再在药店的柜台上找到了。

我行医近 20 年，很少给自己的儿女用西药治疗，我用针灸、泻血和中药治愈过好些儿童发高烧、腮腺炎、扁桃体炎、腹泻等疾病，可这仅限于亲戚朋友和一些很熟悉的患者，一般人还是因为中药不方便、口味苦等原因而拒绝这种疗法。

几乎 99% 的儿童生病后都接受了西医治疗，不顾药物的毒副作用对健康的损害。由此可见，所谓现在的孩子身体弱的说法，其实责任不在于孩子，而在于当今以西医为主体的医疗现状。

儿童身体虚弱的原因还在于滥用抗生素，以前庄稼的虫子并不多，可随着杀虫剂的广泛使用，现在不打药几乎就无法种庄稼，虫子是越打越多。细菌也一样，在我们使用抗生素对抗它的同时，它也随时发生着变异以应对抗生素。而在这场博弈中人类总是很无奈，虽然不断发明新的抗生素，却总是难以赶上病原菌变异的速度。

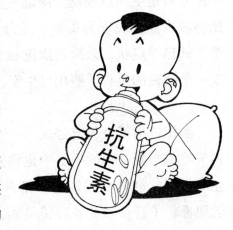

无处不在的抗生素

滥用药物的危害是，大量的细菌、病毒进化成为毒性更大、耐药性更强的新病株，这些耐药菌相当顽固，甚至是"刀枪不入"，造成了当今医学界无药可用的尴尬局面。有朝一日，人类也许将没有可靠的抗生素可以使用，那后果真是不堪设想。

抗生素不仅杀死病原菌和病毒，还不分青红皂白地杀死体内的益生菌，如对肠道有益的双歧杆菌、乳酸杆菌等，从而打乱肠道内微生物的平衡状态，造成肠道菌群紊乱。而这种紊乱又会降低人体对维生素 B、维生素 A、锌及镁的吸收和利用。

尤为严重的是，抗生素还可以杀死人体血液中正常的白细胞。白细胞也被称为免疫细胞，它作为免疫系统的一部分，帮助身体抵抗传染病及外来的东西。但有些抗生素和其他药物在治病时还不加分辨地杀死白细胞，降低人体的免疫力，严重的还会引起白细胞减少症，表现为头晕、乏力、肢体酸软、食欲减退、精神委靡、低热等症状，杀死白细胞很容易，而要将其升至正常值却需要一个缓慢的过程。服用抗生素，真是得不偿失。

滥用抗生素今天已经成为一个社会问题，使你防不胜防。你每天吃的鸡蛋、喝的牛奶中也许就有抗生素的残留。养鸡场要防止鸡生病，每天在鸡饲料中都常规添加抗生素；牛会发生肺炎、乳腺炎、子宫炎以及各种传染病，也经常使用抗生素。抗生素在饮食中的残留，无疑会对人的健康造成巨大的危害。

## 3. 中药有"毒"吗？吃中药还是吃西药？

西药的毒副作用给人类带来的灾难是有目共睹的，但对于中药的毒性目前还普遍存在着许多模糊的看法。中药取材于大自然的花草树木，它治病的机理是什么呢？中药是否有毒？中药的"毒"和西药的毒副作用有什么不同呢？

### 检验：是相信人体还是相信小白鼠？

"神农尝百草，一日而遇七十二毒"，成书于 2000 多年前的《神农本草经》是我国现存最早的药物学专著，是指导临床用药的经典著作。全书共载药 365 种，其中有植物药 252 种，动物药 67 种，矿物药 46 种。它根据性能把药物分为上、中、下三品，明确指出了哪些中药有毒，哪些没毒。其中上品 120 种无毒，大多属于滋补强壮之品，如人参、甘草、大枣等，可以久服；中品 120 种，无毒或有毒，如百合、当归、龙眼、鹿茸、黄连、黄芩等；下品 125 种，有毒者多，能祛邪破积，如大黄、甘遂、巴豆等，不可久服。

明代伟大的医药学家李时珍翻山越岭，亲口品尝无数中草药，历时 27 年编成了《本草纲目》这部享誉国内外的药物学巨著，载药 1892 种，每种药物都详细地注明了它的功效、主治以及毒副作用和用药禁忌。

> 这些都说明，中医其实毫不讳言中药也是有毒性的。"是药三分毒"，但中药的毒性和西药的毒副作用并不是一回事。

中药来源于自然，其中绝大多数是植物的根、叶、茎、花，还有为数不少的中药可以当作食物来充饥，比如山药、薏苡仁、黑芝麻、红枣等，可以用作食物的中药首先无疑是无毒的。

《周礼》说："医师掌医之政令，聚毒药以供医事。"因为药物有"毒"，所以要安排专职的医师负责来给人治病，可见古人对服药是很谨慎的。

中医认为，人生病的原因在于脏腑气血失去了平衡，治病就是以药物的偏性来纠正人体的偏性，使机体重新恢复到平衡状态。

中药里面确有许多是属于剧毒的，如砒霜、甘遂、马钱子等，但据研究，这些药却能够治疗癌症、肝硬化腹水和类风湿性关节炎等西医束手无策的疑难病症，这就是中医讲的"以毒攻毒"。

> 从这个意义上讲，药物本身并无有毒和无毒之分，如果它适合于你的病症，对你来讲就是无毒而且是有益的，如果不适合于你，再好的灵丹妙药也会变成致病的毒药。

中药的认识一部分来源于实践，为了熟悉药理掌握药性，中医师们还亲口尝药，有些甚至付出了生命的代价。在几千年的中药发展史上，这样的例子不胜枚举。以这种方式得出来的药性认识，加上一代代人服药之后的反馈，效果不好或者有强烈毒副作用的药物，都会遭自然淘汰。**中药治病是先民们几千年来从人体上积累出来的，它无疑比在小白鼠身上做试验要准确和安全得多。**

### 治疗：是要和谐还是要对抗？

中国人待人处事是以"和为贵"，中医治病的原理是基于平衡而重视和谐。人的体质有阴虚阳虚的不同，患病有寒热虚实的差异，治疗就应当补虚泻实，平衡阴阳，寒证应该用热药，热证应该用寒药，实证应该泻，虚证应该补。

---

人生病是脏腑气血的功能失去了平衡，治病就是以药物的偏性来纠正人体的偏性。中医治病的一切方法和用药，都围绕平衡人体的阴阳气血而展开，既不能不及，又不能太过，治病就是使人和自然和谐，使人体的各个组成部分都能和谐相处。

---

中医认为炎症只是一个表面现象，是人体内外环境发生某种失衡的结果，因此治疗只要调节好寒热平衡，炎症自然就会消退。而西医治病是一种以硬碰硬的对抗疗法，一见炎症就大量使用抗生素，在杀死致病菌的过程中，人体的各种有益菌也被不分青红皂白地统统杀死，对疾病具有免疫力的白细胞也被大量杀死。"杀死了一批病毒，却引来另外一批病毒；杀菌是成功了，病人却被杀死了！"在西药对疾病采取对抗性治疗的同时，也对人体产生了极大的危害，此处的叛乱虽然暂时被平息了，但全身其他地方却发生了更多的叛乱。

中医还重视正气，也就是人体的自愈能力在疾病康复中的作用，不管是中药治病还是针灸穴位，或者疏通经络，或者补气、补血，或者滋阴、壮阳，中医都重视调动人体自身的康复能力来达到治愈疾病的目的。**但人类自愈疾病的这种本能，由于西药的大量应用而正在逐渐退化。"杀敌一百，自损三千"的破坏性疗法大大损伤了人体的正气，减弱甚至损坏了人体的自愈能力。**

**痛惜：难道一定要以付出生命为代价才能把你唤醒吗？**

人们谈"癌"色变，谈"艾滋病"色变，谈"非典"、"甲型H1N1型流感"都为之色变，对于当今人类越来越多的病症，西医西药束手无策，没有切实有效的药物来治疗。对中医来讲，"非典"和"甲型H1N1型流感"其实并不可怕，它们和20世纪50年代北京等地区流行的"乙脑"一样，都属于中医"温热病"的范畴。

著名中医临床家蒲辅周老先生做过毛主席的保健医生，他对伤寒、温病等的治疗可谓得心应手。1956年正当北京乙脑流行时，老先生运用中医古方，以白虎汤为基本方药加减，屡挽危重急症，救治了大量儿童，受到毛主席和周总理的高度赞扬。

人皆爱补，喜食补药，在观念上存在着一个很大的误区，认为养生就是吃补药。有人每天服用大把大把的维生素，以为那样就可以抗衰长寿，有人大量补钙，把吃钙当作吃饭一样。不区分自己的身体状况，没有原则的滥用补品，其结果是弊大于利。

## 维生素 C 造成体内"生锈"

**180**

不少人在感冒、咽喉发炎后会服用大量的维生素 C 片，这不但无益于身体的康复，还会产生许多负面效应。如果每日服用 100 毫克以上，将使人体内发生类似于铁器生锈的反应。正常状态下，体内的铁元素是与蛋白质及酶结合的，无法与维生素 C 发生反应，发炎时人体就会释放很多的游离铁，这些游离铁能够与维生素 C 发生反应，造成体内"生锈"。

鱼肝油中含有维生素 A 和 D，可以预防小儿佝偻病，按规定用量给孩子吃些鱼肝油是必要的。但如果把鱼肝油当作补品给孩子常规吃，用量太大，或者吃着鱼肝油还打着 D 针，就有可能引起维生素 A 和 D 的中毒。表现为毛发枯干、脱落、皮肤干燥、食欲减退、体重减轻、贫血、四肢疼痛、头痛、呕吐、腹泻、肝脾肿大、颅压增高和低烧等症状。过量的鱼肝油还会加重肝脏和肾脏的负担，给孩子的健康成长带来不必要的麻烦。因此不论服用哪种维生素，都应该坚持缺什么补什么的原则，适量即止，避免把"补药"变成毒药。

## 补钙的误区

钙是维持生命所必需的元素之一，在人体的各种生理活动中都起着非常重要的作用。人体有 90% 以上的钙存在于骨骼和牙齿中，构成骨骼和牙齿的最基本成分。人生长发育的各个阶段，都离不开钙的参与。对老人而言，缺钙可以导致骨质疏松，进一步形成骨质增生，并且容易发生骨折；对妇女而言，月经来潮时血钙的含量更趋降低，常会使子宫痉挛而感到不适。

为了保证儿童的健康成长，更应该及时观察是否需要补钙。一般而言，缺钙的宝宝会有以下表现：出牙晚、前囟门闭合晚（正常情况下应该在 1 岁半前囟门就已经闭合）；出汗、尤其是夜间盗汗，精神烦躁、睡眠不安，肌肉紧张甚至抽搐、痉挛。补钙应该是在人体确实缺乏的时候才去补它，但现在好些家长把钙片当作营养品给孩子随意地经常吃，盲目地加大服用量，反而增加了消化道的负担。此外，儿童超量补钙还有可能会影响身高发育，骨质虽然"坚硬"了，但却长不高。

更为重要的是，体内的各种元素应当保持一个动态平衡，这种元素过量了，必然会导致另外一种元素的缺乏。体内的钙超量了，就会干扰其他元素比如铁、镁、锌、锰和铜等的吸收。

钙和镁是对抗的，心脏病患者补钙不当，就会因为钙的沉积而引发心血管意外，因此在补钙的同时还应该摄入较多的镁元素，以避免罹患心脏病的风险。肾脏病患者补钙也要注意，因为高剂量的钙剂有引起肾和膀胱结石的危险。

科学补钙应当提倡合理地改进膳食结构，不偏食和挑食，尽量从天然食品中获取足够的钙。在日常的食物中含钙较多的有牛奶、鸡蛋、豆制品、海带、紫菜、芝麻等。关于如何食补的问题，我将在本书的下篇，"五脏的药食养生"中做进一步的说明。

## 固元膏吃出了闭经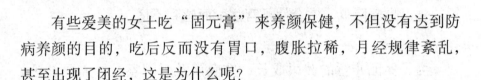

有些爱美的女士吃"固元膏"来养颜保健，不但没有达到防病养颜的目的，吃后反而没有胃口，腹胀拉稀，月经规律紊乱，甚至出现了闭经，这是为什么呢？

固元膏的主要成分是阿胶，阿胶在中药里是滋阴补血的，同时有止血的作用。阿胶补血常常通过配伍其他补气血的中药来实现，单用阿胶是以滋阴为主，而且止血的作用很强。好多女性以为阿胶是补品，服用之后不但没有能够起到补血的作用，反而引起月经量越来越少，甚至闭经，真是适得其反了。

> 中医治病的最大特点是辨证论治，要区分每个病症的不同特点而采取个性化的治疗方案，即使同样的病也要"三因制宜"，因气候变化、地理差异、人的体质不同而用药也应当有所区别。人的体质有阴虚和阳虚，病情有寒、热、虚、实，治疗时寒证应该用热药，热证应该用寒药，虚证应该补，实证应该泻，而并非一味地用补药。

"大黄救人无功，人参杀人无过"，世人治病大多有喜温补而畏惧攻下的心理误区。如果病情需要大黄来攻伐通下，而且大黄确实把病治好了，但病人却觉得这好像和大黄没有什么关系；如果病情本身不需要人参来补，但医生乱给开补药，结果把病人给"吃"死了，而患者也不觉悟，反倒以为命该如此。积习由来已久，实在难以更改。

明代著名医学家张景岳指出附子、大黄为药中之良将，人参、熟地为药中之良相，这四种药为药之"四维"，运用得当皆为治病良药，运用不当反为祸害。

> 吃药和吃饭是一个道理，其实所谓营养，对你身体而言什么是最缺乏的，什么就是最好的营养。药物本来并没有贵贱优劣之分，只要切合你的病情，就是治病最好的良药。

九、生病就吃药的陷阱

有些人经常服用人参、鹿茸和枸杞子等温补的中药，有些人把它们泡酒喝。这几味药都是补气温阳的，如果体内有火，喝了反致口干舌燥等上火症状，严重的还会口鼻出血，特别是有高血压和脑血管的病人，更不可滥用。

中医重视补益正气以提高抗病能力，但"药补不如食补"。周代已经出现的"食医"是负责管理膳食营养的专职人员，调配周天子的"六食"、"六饮"、"六膳"、"百馐"、"百酱"的滋味、温凉和分量，这是人类历史上最早的"营养师"。《黄帝内经》说"以酸养骨，以辛养筋，以咸养脉，以苦养气，以甘养肉，以滑养窍"，提倡食补而不滥用药物。

如果辨证准确、对证下药，中药可以治病救人、起死回生，但如果不加辨证地把中药当作西药一样地机械使用，违背了中药使用的基本原理，中药就会变成害人的毒药。

好的身体是养出来的，不是吃药吃出来的。一个负责任的医生，是不会让你过分依赖药物的，而是告诉你合理的生活习惯。"宁可一顿不吃饭，不能一次不吃药"，这是以西医为主导地位的医疗现状，也是患者的悲哀。

# 十、不要把健康的筹码压在医生身上

功夫巨星李小龙在离世前身体已经显示出了强烈的危险信号，他曾去美国最好的医院对身体进行了一次全面检查，但令人意外的是：检查结果没有发现任何器质性的病变。也就是说，当李小龙经常出现头疼、头昏、恶心、心悸这些症状的时候，医院竟然说他的身体并无大碍！而这样的诊断报告对于患者而言却是致命的，最终的结果大家都看到了：李小龙不幸暴病而死。

## 1. 从中医的"三因"学说看疾病的真正原因

中医认为，人之所以生病就在于人与自然失去了和谐，人自身五脏六腑的气血运行失去了平衡状态。不良的生活习惯对疾病的发生、发展都有着非常密切的联系。中医把导致疾病的原因概括为外感六淫、内伤七情和饮食劳逸的失度。

外感"六淫"指疾病从外而来。自然界原本就存在着风、寒、暑、湿、燥、火六种不同的气候变化，称为六气，当气候变化异常，如春天风沙大作、夏天过分炎热、秋天阴雨连绵、冬天异常寒冷，超过了人的抵抗能力，就称之为"六淫"，"淫"就是过分的意思。如"春伤于风"、"秋伤于湿"，"冬伤于寒，春必病温"等。治病时祛除病邪是第一位的，不杜绝病源，人就不能彻底康复。

以风邪为例，"风为百病之长"，风邪直接伤人可以引起多种疾病，不但感冒有风寒、风热感冒，颈椎病、腰椎病、"空调病"等也都和受风着凉有着密切的关系，各种脑血管病所引起的偏瘫半身不遂，中医称之为"中风"，就是因为发病和暴受风寒有关。

我曾经治疗过一个五六十岁的男性，夏天天气很热，睡觉时屋顶有吊扇，头顶一个台扇，脚前面还开着一个落地扇，吹了一个晚上，结果第二天就口眼歪斜，半身不遂了，一查 CT 是脑出血。面神经麻痹，口眼歪斜，也大多是受风引起的。

古人讲："避风如避箭"，《黄帝内经》说："虚邪贼风，避之有时"，就是这个道理。

内伤"七情"指疾病来自于人体自身。七情即"怒、喜、思、忧、悲、恐、惊"，是七种正常的情绪变化。如果突然或强烈、长久的情志刺激超过了人体承受能力，就会使气血紊乱、脏腑功能失调而发生疾病。

中医认为："怒伤肝、喜伤心、忧思伤脾、悲伤肺、惊恐伤肾。"

俗话说"笑一笑，十年少"，但如果喜笑过度也会笑出病来，《儒林外史》的范进就是一例。高秀敏和侯耀文的猝死并不是偶然现象，相声和小品演员是容易患心脏病的，就是因为不适当的"喜笑"伤了心脏的气血。

七情和个性有关，中医重视体质，有经验的中医一看你的长相、性格，就可以大体判断你容易患哪方面的疾病，原因就在于此。

七情致病主要是影响脏腑的气机运行。《黄帝内经》说："怒则气上，喜则气缓，思则气结，悲则气消，恐则气下。"

情志异常波动可以导致疾病，也可以使已有的病情加重或急剧恶化。"怒则气上"，过度愤怒可使肝气上冲，平时有高血压如果遇事恼怒，血压可以迅速升高，甚至引发脑出血。"思则气结"，思虑劳神过度会导致气机郁结，引起失眠多梦、不思饮食、困倦无力。"悲则伤肺"，林妹妹思念宝哥哥，染上了肺痨，即使再好的人参、燕窝都不能根治她的"心"病，终究免不了悒悒而终！

如果不注意情志的调摄，情绪波动太大，即使找再好的医生效果也会有限。

十、不要把健康的筹码压在医生身上

> 饮食劳逸失度指日常的饮食作息都要保持一定的度，要适度而不是失度。提倡饮食清淡，不要暴饮暴食、恣食肥甘厚腻；要常运动身体，但不能大汗淋漓；要有适当的性生活，但不能纵欲过度。

因此，《黄帝内经》说："食饮有节，起居有常，不妄作劳，故能形与神俱，而尽终其天年，度百岁乃去。"

《黄帝内经》不仅谈治病，更注重防病："圣人不治已病治未病，不治已乱治未乱，此之谓也。夫病已成而后药之，乱已成而后治之，譬犹渴而穿井，斗而铸锥，不亦晚乎！"这段话从正反两方面强调了治未病的重要性，已成为预防医学的座右铭。

金元四大医学家之一的朱丹溪在《格致余论》中说："与其求疗于有病之后，不若摄养于无疾之先。盖疾成而后药者，徒劳而已。是故已病而不治，所以为医家之怯；未病而先治，所以明摄生之理。夫若是则思患而预防之者，何患之有哉？此圣人不治已病治未病之意也。"

"上公治未病"，高明的医生要教人防病，预防重于治疗。而现代人对医疗过分依赖，"有病乱投医"。《黄帝内经》的预防医学思想在两千多年后的今天，仍然具有很重要的现实意义。

## 2. 良好的生活习惯是疾病康复的良药

人能活到多少岁呢？人的自然寿命应该是多少呢？根据科学家的研究，动物的自然寿命应该是生长期的 5~7 倍左右。按照人的生长期 20~25 岁左右算，人的自然寿命应该是 100~125 岁。而现在国人的平均寿命男性约为 71 岁，女性约为 73 岁，离自然寿命还有相当大的差距。

据某资料的统计：古人的平均寿命是 35 岁，而现代人是 72 岁。这就给人造成一个错觉，好像我们的祖先都是短命鬼！然而这并非史实。现代人之所以"长寿"，主要依赖于物质生活条件的改善、科技的进步和医疗技术的完善。古人之所以"英年早逝"，主要是因为"食不果腹"、"衣不蔽体"，以及医疗条件落后等原因造成的。历史上战乱频繁，众多的青壮年因战争而死亡，也是一个很重要的原因。

古人虽然生活简朴，但却安于现状，生活规律。现代的人虽然物质生活充足，但大多心存私念，贪婪过度，生活无序、纵欲过度，所以疾病缠身而影响到寿命。

"生活方式病"已经融入了日常生活的方方面面：不吃早餐，坐电脑前完成一天的工作，通宵熬夜、暴饮暴食、抽烟饮酒等。"前半辈子以命换钱，后半辈子拿钱换命"，一个人 20 年前的生活方式决定 20 年

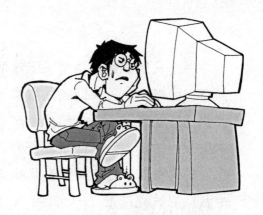

"电脑病"

后的身体状况。许多老年病现在都已经年轻化，成为影响人类健康的"杀手"，但它们无一不和你的生活方式有着密切的联系。

世界卫生组织统计：人类健康的 40% 在于遗传和生存环境，其中 15% 为遗传因素，10% 为社会因素，8% 为医疗条件，7% 为生活环境和地理气候条件，而 60% 靠的是拥有良好的生活方式。目前在我国，因不良的生活方式而死亡的比例已经达到了 67%。

十、不要把健康的筹码压在医生身上

《黄帝内经》认为"久视伤血，久卧伤气，久坐伤肉，久行伤筋，久站伤骨"。世界卫生组织把久坐视为十大杀手之一，全球每年有200多万人因久坐而死亡。

好些患者不知道自己首先应该对自身的健康负责，平时不好好爱惜自己的身体，有吃药住院的时间没有保养的时间，住进医院的时候便寄希望于高明的医生和传说中能包治百病的灵丹妙药。经常会有患者说："遇到你这样的好大夫我的病就有救了，我的病全靠你了！"把康复的希望全部寄托在医生身上，这是不切合实际的一厢情愿！

医生只是在紧急的情况下缓解你的病痛，恢复健康是自己的事情，再高明的医生也不能代替你吃饭、睡觉和生活。健康来源于生活的点滴，不注意生活细节是舍本逐末的做法。疾病的康复需要一个过程，尤其是一些慢性病的康复与饮食起居息息相关，康复需要各方面的配合。中医养生是"三分治，七分养"，改善不良的生活习惯是康复的最好良药。

## 3. 健康不是写在报告单上，不要让检验蒙蔽了你的双眼

经常有患者身体不舒服去医院看病，各种检查都做完了，结果却显示："无明显异常发现"。一个简单的神经性头痛，到现在

为止西医还没有比较理想的诊断和治疗方案。一些功能性的病变、神经性的病变，常常患者有自觉症状，但是一到医院去做检查，刚好发作期又过了，CT正常，心电图、脑电图都可以显示正常。看着这些令人哭笑不得的检查结果，患者抱怨地说："难道我是装病吗？难道我的脑子有毛病吗？"

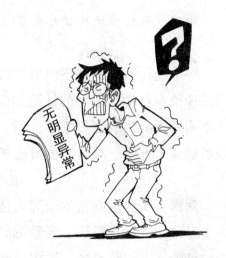

"我没病？难道我的脑子有病吗？"

191

这不由人想起了"郑人买履"的故事，是该相信鞋呢还是相信自己的脚？

我曾经治过一个来自陕南的患者，他周身疼痛，彻夜不眠，给他诊脉的时候他几乎都坐不稳。他去过西安几家医院，做过化验，拍过CT和核磁共振，排除了各种风湿和骨关节疾病，检查显示都正常。这可难倒了医院的教授，不知道应该如何给他治疗，无奈之下只好给他开了镇静药和止痛药了事。服药后病痛有增无减，他才转求中医治疗。我详细询问了他的发病过程，他是淘井工人，井下的环境是很阴暗潮冷的，是不是和这有关系呢？我给他的背部拔上火罐。果不其然，一个个罐子拔下去后，每个罐子里都充满了紫黯的瘀血。于是我把他的皮肤刺破，把这些瘀血排出来，再结合祛风散寒的中药，他的病很快就痊愈了。

一个现代医学都查不出来的病，却被中医轻而易举地治好了！西医理论本身就有很大的缺陷和先天的不足，令人无所适从，对于不明原因的疾病更是手足无措。只相信仪器，而置患者自己诉说的病症于不顾，难道不值得反思吗？

西医在实验室静止地研究人体，把每个器官都片面地孤立起来，过分相信客观指征，病轻的时候发现不了，等严重的时候已为时已晚。去医院看病，医生从来都不摸你的手一下，只是开各种各样的单子，根据检查开大堆大堆的药。患者把健康托付给了医院，结果却因为检查的"无明显异常发现"而放松了对于疾病应有的警惕，从而贻误了治疗时机；患者抱着极大的期待希望医生能够解除自己的病痛，你相信医生，医生却只相信化验单。

　　大部分人习惯于用各种医疗的检验来确定身体是否健康，甚至有人认为指标正常就是健康的，检查不出异常时就掉以轻心，直到有一天突然病重倒下才发现为时已晚。

这就是医疗检验指标蒙蔽了我们的双眼，令我们对疾病的发展不知不觉，最后变得毫无知觉。

20年前我刚实习的时候，一个主任医师接诊那些乙肝病毒携带者，告诉他们可以治疗也可以不治疗，因此好些患者选择了不治疗。当有些患者数年之后出现了"小三阳"和"大三阳"时，主任医师告诉他们只要肝功能正常就可以不治疗，因此好些患者也就听之任之了。但有一天遇到一位严重肝硬化腹水的患者，主任医师一边让她赶紧办手续住院，一边责备地对家属说："这么严重的病，怎么不早些给她治疗呢？"家属困惑不解地说："她患乙肝多年了，但每年都做肝功检查，您不是说只要肝功正常就不需要吃药吗？"是啊，来早了说没必要治疗，来晚了又说是贻误病情，不仅患者感到无所适从，医生自己也都不知道该怎么样回答了！

过分相信仪器检查而麻痹大意，从而放松了对疾病应有的警惕，最终酿成了悲剧，这样的例子不胜枚举。假如李小龙和他的家人不去做那该死的体检，或者是不完全信赖仪器的检查，而是带着疲惫的心回家休息；假如李小龙当时去看的是中医，医生给他望、闻、问、切，仔细询问他病情的前因后果，分析他身体的脏腑虚实、经络气血的流动，根据他全身的整体情况而给出适当的治疗……很遗憾的是，李小龙因西医不确定的诊断而麻痹大意了，又投入了疯狂的工作中去，而病魔在一天天地临近。最终，给一个事业如日中天的巨星酿成了不可挽回的悲剧！

**中医运用的是简单而朴素的诊断方法——"四诊法"，即"望、闻、问、切"，这在西医发达的今天并没有过时，甚至某些方面还有西医不具备的优点。**

什么是真正的健康呢？中医认为，健康是以人体自身的气血是否平衡，和自然、社会是否能够和谐相处来衡量的。因此中医关于健康的"标准"比西医要严格得多，凡不符合"阴阳平衡"的均为病态。

中医健康的十大标准：

1. 眼睛有神，面色红黄隐隐、明润含蓄；

2. 体型匀称、不胖不瘦，四肢活动自如；

3. 饮食规律，不偏食；

4. 大小便通畅，不频繁；

5. 能按时入睡，不做梦或梦少，睡眠质量较高，醒后不疲劳；

6. 保持适当的性功能；

7. 头脑反应灵活，思维清晰；

8. 情绪稳定、能和周围人融洽相处，能融入社会；

9. 脉搏从容和缓、柔和有力；

10. 经检查可以排除其他功能性、器质性的病变。

194

## 4. 人不是可拆分的机器，医改不是没底的漏斗

进了医院之后你不知道，一个活生生的人，医生却有可能把你当零散的机器一样对待。常听患者抱怨看病不知道该挂什么科！既有高血压、冠心病，颈椎不舒服，腰椎也难受，常年四季吃药，胃肠都被药物吃坏了，晚上彻夜不眠，难于入睡，白天精神困倦、无精打采……于是你就被分配到各个科室：心血管科、骨科、消化内科、消化科、神经科等等。

人是一个整体，五脏六腑都有着十分密切的联系，当一处组织器官出现疾病时，其他部位必然会受到牵连。然而西医将注意

力集中在一个点上，把人当作机器一样"大卸八块"。"病人正是因为走错了路才成为病人，而当他们向医生问路的时候，医生却带着他们去了医生想去的地方，而不是病人应该去的地方。"把疾病越分越多、越细，越治越难治，头绪越多了。

进了医院之后你不知道，越来越多的慢性病，其实没有几个被攻克。科学技术日新月异，医学也在不断地进步，但几十年来越来越多的慢性病如高血压、糖尿病、癌症等却没有几个被攻克。对于当今医学而言高血压病就是终身性疾病，一旦患病就得每天不间断地服药，对于高血压的治疗只是控制其血压在正常范围内而已，即使这样仍然避免不了发生各种并发症如中风偏瘫等。这样的治疗只是暂时缓解了症状，或者转移了病灶，而不是彻底地治愈了疾病。

因此从事系统论、控制论研究的大科学家钱学森说："西医目前尚处于幼年时期，再有四五百年才有可能进入系统论，再发展四五百年才能发展到中医的整体论。"

进了医院之后你不知道，自己走进了一个填不满的"无底洞"。加入了"合疗"，农民似乎是可以看得起病了，但一到医院，不需要住院的病某些医生要怂恿你住院，一些本来不需要手术的病，某些医生会竭力鼓动你动手术，因为这样医生的收入会相应提高一些。**我们的医疗现状就好像一个没有底的容器，不管你从上面给它注入多少水，它都可以从下面"漏"走，你注入的水越多，漏的也就越多。**国家的投入虽然一再增加，可终究是进入了少数人的腰包，这就是我们今天的医疗现状。

许多人怀念中华人民共和国成立之初那个年代，许多传染病得以控制，性病被根绝，人均寿命和婴幼儿死亡率都有了明显改善，那时的"赤脚医生"被世界卫生组织（WHO）誉为发展中国家的典范。新中国"一穷二白"的时候我们并没有看病难、看病贵这些问题，但是现在随着数千万亿万的医疗设备的投入，一座座现代化的医院拔地而起，反而不敢看病、看不起病，这是为什么呢？究其原因是淡忘了医药卫生事业的公益性质。如果把医院和医生作为赚钱的机器，这对于一个经济还比较落后的发展中国家而言，后果是不言而喻的。

"我的健康我做主"，古今中外没有一个寿星是靠长年累月躺在医院里而获得长寿的。养成良好的生活习惯，与健康结伴而行！

# 附　录

# 一、赵红军医师答读者患者问

《和谐养生—中医不是传说》自 2010 年 10 月出版以来，得到了全国各地读者、患者、中医爱好者、初学者以及中医同仁的喜爱和大力支持。2012 年元月再版发行，2014 年 10 月第三版，至今也已销售一空。这么多年，许多读者、患者纷纷来信，对于从书中汲取到的中医知识和保健方法，对于他们的切身受益，向我表示感谢。印象最深的有一位 80 多岁的老奶奶买书，索我签名留影，一对 70 多岁的老夫妇，给我从广州打来电话，分享他们实践书中保健方法后的喜悦。还有一些年轻人，就我"不能盲目敲胆经"的观点，表达了他们的强烈支持。因为，他们就是不遵循中医理论、盲目听信各种不科学养生保健方法的受害者！

但在读者反馈和日常门诊中，也发现一些问题，好多患者长期受错误的养生观念误导太深，对书中的观点不能正确理解；好多病都是由于受到不正确的养生保健方法误导造成的，甚至有相当一部分患者的所谓疾病，其实都是"自找的"！

一位不足两岁的女孩，她奶奶认为吃虾对孩子身体好，在连续吃了一个月之后，孩子的左眼长出了散粒肿，医院要动手术，无可奈何之下才来看中医。

好多女性月经提前、月经出血量多，自以为失血过多就要进补，就狂吃鸡肉，喝鸡汤，结果导致肝热，血热妄行，反而出血增多。

有风寒咳嗽，本来就肺气不宣，还熬着蜂蜜水、冰糖梨来喝，结果导致风寒郁闭，病邪深入；有吃阿胶补血的，不知道阿胶有止血作用，结果吃得月经不来，闭经！

凡此种种，这些谬误如果得不纠正，就会给治疗和康复带来极大的障碍。

平日忙于诊务和带教，对于广大读者、患者提出的疑问无暇一一回复。今借本书再版之际，筛选一些具有代表性的问题，解答如下。

## 1. 治病为什么要忌口？

答：人之所以会生病，就是因为身体出现了某种偏差。而这种偏差，和饮食不无关系，所以说"病从口入"。中医治病，就是以药物的偏性来纠正你身体的偏性，食物也具有偏性，所以说"药食同源"，都是一样的道理。

不忌口会影响药物的发挥，破坏药物的作用。往往血脂高的还喜欢吃肥肉，爱上火的还喜欢吃辣椒，子宫寒的女性还喜欢吃冷饮。不忌口，这种偏性得不到纠正，所以说"吃药不忌口，坏了医生的手"。坏了医生的手倒是其次的，不忌口，药白吃了，钱白花了，病情反复、加重了。对于某些严重的疾病而言，不忌口还会引起不可逆转的不良反应，甚至死亡。

长痘痘可以说是个小病，对健康没有什么大的危害，但往往缠绵难愈，这是因为这些患者就是痘痘体质。要治好痘痘，主要靠患者忌口，忌口比吃药还要紧。胃病，主要靠忌口，三分药物七分忌口，忌口好了，慢慢养胃，可以不药而愈。

> 皮肤病不能吃海鲜等辛辣刺激的食物，脱发不能吃甜食，腹泻不能吃红薯、玉米、香蕉等，上火、出血等病症不能吃辛辣、热性的，月经量少、闭经不能喝冷水、吃水果，子宫肌瘤、卵巢囊肿等不能吃核桃、巧克力、蛋糕、面包、甜食等，男性弱精、精子畸形、活力下降，不能吃烧烤、转基因食品，不能吃盐太重，要忌烟酒等。

不忌口会影响治疗进度。对于好多寒热虚实夹杂的疑难病症而言，医生的治疗方案会有或补或泻的先后次序。自己吃辛辣或者温热滋补的食物了，医生没法直接用补或者单纯用补，还得兼顾泻火；自己吃寒凉了，医生没法直接补血滋阴，直接补血滋阴会引起腹泻，还得调理你的肠胃。本来一个月能够治好的病，不忌口可能就需要三个月。

不忌口还会导致医生误判。哪些是药物的效果，哪些是辛辣刺激或者寒凉食物的反应，分不清了。对医生的处方和补、泻、寒、热药的比例，就会产生非常大的干扰。医生的处方要随着你的不忌口引起的各种混乱不断调整，受累虽然是医生的，最终影响治病却是自己的。

> 药物治病的作用比食物大，食物坏事的作用比药物大，天天要吃饭，食物的作用大于药物的作用，忌口比吃药更要紧。因此，

要治好病，一定要饮食清淡，吃药不忌口，吃再好再多的药也是白搭。

## 2. 为什么不让吃过多的水果、糖和甜食？

答：现代人生病的一个重要原因是饮食结构严重颠倒。好多患者特别是年轻女性，为了所谓的身材好，皮肤好，把水果、蔬菜当饭吃，主食反而吃得很少。一摸脉沉弱无力，一看面色无华、舌苔白腻滑润，同时手脚冰凉、月经量少、闭经等，这和长期过食水果有很大的关系。

不能吃水果太多的原因在于水果含糖分太高。糖，不管白糖、红糖，还是含有糖的食物、各种饮料等，都不宜多食。过多的甘味入脾，会妨碍脾胃的运化，会引起胃酸、嘈杂、长痘、脱发、腹泻等，还会引起或加重抑郁。有慢性炎症的患者都不宜多食甜食，否则会导致疾病加重。现代人摄入的糖和甜品太多，对身体的危害是多样的。

不能通过多吃水果来达到减肥的效果。水果大多是寒凉性质的，也就是阴性。脾是主运化的，"其喜燥恶湿"，水果吃得过多会增加湿气，损伤阳气。好多肥胖患者都爱吃水果，吃得大腹便便，还美其名曰吃水果减肥。好多阳虚痰湿较重的患者，越吃水果越肥，就是因为脾不化湿，经络壅塞，导致体内脂肪堆积的结果。

人应该以吃五谷（大米、小米、小麦、豆类等）为主，适当多吃蔬菜，以少量的水果辅助。《黄帝内经》讲得很清楚："五谷为养，五果为助，五畜为益，五菜为充"，这是古人总结的科学的膳食原则。

人类作为高级动物，万物之灵，能够培育庄稼和优化自己的饮食结构，以五谷为主食是人类在亿万年漫长的进化过程中反复选择、筛选的必然结果，只有猴子等低级动物才是以水果为主食的。但现在，好多人又把这个结构反了过来，甚至有人提倡吃生食、生菜、生肉。这实在非明智之举！

阴虚体质的人可以适当吃一些水果，阳虚体质、痰湿较重的人不适合吃水果。舌质淡胖、舌苔厚腻、齿痕多，爱长痘痘、胃酸、腹胀、大便溏稀、手脚发凉、子宫寒凉、月经量少、痛经、白带量多、输卵管堵塞、子宫肌瘤、卵巢囊肿、不孕症等，都不适合吃水果、糖和甜食。

## 3. 为什么不让吃鸡肉、虾等海鲜？

答：小孩子反复发烧、扁桃体发炎，女孩子满脸的痘痘，皮肤容易过敏、发痒，月经提前，月经淋漓不止、崩漏，以及爱上火、口舌生疮、便秘、痔疮、大便出血、鼻衄、痛风等患者，都不能吃鸡肉、虾和海鲜，这些食物都具有"辛"味，都属于刺激性食物，会诱发疾病和导致病情加重。

一个政法大学的女孩，月经一来就止不住，淋漓不尽20多天，中间"休息"不到一周，就又反复。从中学看病看到大学毕业，多半时间得躺在床上。妈妈陪着看了好多名医，吃了无数中药，血还是止不住。等找我就诊的时候，再三询问才知道，妈妈心疼孩子，这么多年一直给她吃鸡肉、喝鸡汤。鸡肉辛热活血，一边吃药一边吃鸡肉，把药效都抵消了，病怎么能好呢？后来我给女孩开了"泻黄散"清泻脾胃的湿热，才把出血止住了，再吃滋水清肝饮之类的方药调理，病才痊愈。

鸡在八卦属于巽卦，鸡肉归肝经，热性。俗话说"鸡飞狗跳"、"鸡飞蛋打"、"鸡犬不宁"，鸡肉吃多了会导致肝火上升，血热妄行。

孕妇不能多吃鸡肉，吃多了会引起出血乃至流产。产后上火、恶露不尽、出血不止不能多吃鸡肉，现代人生活营养这么丰富，产后鸡肉进补的年代已经过去了。

女孩子吃鸡肉过多，还会导致性早熟，乳房过早发育，月经早到。家长一定要认识到这个危害，及时劝阻孩子，不然悔之晚矣！

鸡肉是最不安全的食物之一。现在满大街都是肯德基，大家的餐桌上不离鸡肉、鸡腿，学校食堂也太多的鸡肉炒饭，就是因为鸡肉廉价便宜。但鸡是短命的，鸡场养鸡离不了给鸡吃西药、激素，鸡不吃药就会死，养鸡的人就会血本无归。

鸡肉还容易导致疾病复发甚或加重。

曾经治疗过一个肺癌患者，吃药一年病情稳定，但住到女儿家后，女儿硬是不听劝阻，给吃了一顿鸡肉，当即病情加重，不久就去世了，这是个惨痛的教训！

虾吃多了不但会扁桃体发炎，还会长麦粒肿。孕妇吃虾过多，孩子会长血管瘤。

有位女性怀孕期间吃虾过多，孩子出生后满脸的血管瘤，动了几次激光手术，花费十多万，迄今也没有治好，给孩子留下了一生的伤痛。

## 4. 红枣、元肉、枸杞子、黄芪可以泡水喝或者吃吗？

答：中医治病要辨阴阳寒热，"寒者热之，热者寒之"，这是基本原则。本来就受寒了，你不能再给吃冰淇淋，本来就受热了，你不能再给喝白酒，这都是最浅显的道理。

可这个道理偏偏有人就不懂。脸上长痘、鼻子出血、上火口疮、喉咙肿痛、便秘、月经提前、月经量多等这些病症，都和身体内热有关，如果一边吃着医生开的药，一边还自己吃着鸡肉、红枣、黄芪、枸杞子、元肉等这些温热性质的食物药物，或者把它们泡水喝，这就好比火上浇油，使身体的内热更为严重了，病怎么能治得好呢?!

红枣、元肉、枸杞子等味甘，入心、脾、肾经，有健脾补血、补肾安神的作用，如果素体血虚，阳虚有寒，可以适当服用，但这几味药食较为滋腻，妨碍消化，如果舌苔厚腻，脘腹胀满的人是不适宜的。另外这几味药色红，入血脉，虽有补血作用，多食则温热太过，容易动血，导致出血。黄芪味甘性温，虽然有补气的作用，但毕竟性质偏温，有升举阳气的作用，容易上火。因此长痘、鼻衄、牙痛、咽喉疼痛、胃烧、月经提前、月经量多、便秘、痔疮以及其他出血症患者都是不适宜食用这些药食的，否则会加重病情。

## 5. 可不可以把山药、薏苡仁、赤小豆做粥吃？

答：便秘患者不能吃山药。好多患者便秘，一听医生说自己脾虚，马上回去喝山药芡实粥，岂不知道脾虚有多种，脾虚生湿，会导致腹泻，大便粘腻。脾虚肠胃蠕动无力，大便不通。山药、芡实虽都属于健脾的药物，具有祛湿的作用，但止泻的作用更强，结果会越喝越便秘。

湿有多种，体质阳虚，即是寒湿，体质偏热，即是湿热，有风湿在表的，有湿热下陷的，凡此种种，治法各不相同，不会是自己吃些薏苡仁红小豆即可祛湿那么简单！

阳虚寒湿患者不能吃薏苡仁、红小豆。薏苡仁和红小豆的性质偏凉，如果体质偏寒，则不但不能祛走寒湿，反而伤害人体阳气，越吃越寒。女性吃太多利湿的药食，还会伤子宫内膜，导致子宫内膜越来越薄。因此，凡是舌淡苔润、手脚冰凉，大便溏稀，月经量少等患者，都是不宜吃红豆薏米粥的。

赤小豆还有活血利尿作用，可以引血下行，因此孕妇不可以食用，以免引起流产等不良后果。

## 6. 为什么医生的处方里可以开，却不让我自己去吃？

答：中药处方讲究君臣佐使，互相兼制。既需要补又上火怎么办？就要在温补的同时，加清热泻火的药来制约它。另外还有个处方比例问题，医生总是小心翼翼地使每种药物和用量都达到最适合病人的身体。这就好似厨师调剂，我加了一点盐，本来已经很合适了，你再加点盐，结果就变味了。而治病就不仅仅是味道变了那么简单，整体处方的性味作用就变了。

有些患者私自喝其他的药物，还不告诉医生，不以为意，如果不是医生细心反复询问，最终都不知道不见效的原因在哪儿，实在是白吃了药，误导了医生，害了自己！

## 7. 这也不能吃，那也不能吃，还能吃什么呢？

答：在治病的时候，尽量饮食清淡，越清淡越好。饮食清淡，可以减轻肠胃负担，避免食物对药物的干扰，便于药物的吸收，便于医生观察，对比疗效。

一般而言，不要吃性质寒热比较明显的食物，可以多吃性质平和的食物。性质比较平和的食物有：小麦、大麦、小米、大米、粳米、花生、黄豆、扁豆、豌豆、大豆、黑芝麻、土豆、胡萝卜、鸡蛋、鲤鱼、黄鱼、大头菜、鸽蛋、鹌鹑蛋、牛肉等。

总体而言，应该以素食为主，如小米、大米等五谷杂粮。主食尽量吃米饭，少吃馒头和面条。面条含糖分太高，吃多了容易发胖。粗的宽的厚的面条难以消化，加重肠胃负担，吃面条要煮得很烂，要吃细面条。

补充维生素，蔬菜可以多吃。蔬菜的品种就很多了，只要是蔬菜，不是生菜、凉菜，一般都没有问题。水果要根据体质和病情决定，有些患者可以少吃，有些患者一点都不能吃。肉类要尽量少吃，肉的种类也很多了，吃的话可以吃牛肉、猪的瘦肉、鱼肉，不要吃鸡肉、狗肉和虾。鸡蛋可以少吃，每周以3至5个为宜，再多了也吸收不了。

疾病种类很多，人的体质各异，究竟哪些适宜吃，哪些不适宜吃，要自己在生活中观察、总结，这个是医生代替不了的。吃饭和吃药是一个道理，适宜自己、有利于病情康复的，可以多吃，不适宜的、吃了会加重疾病的，就要严格禁忌。

## 8. 打球对身体有什么不好？

答：打球主要指羽毛球和乒乓球。适当运动是好的，但是打球不符合中医的养生之道。传统的养生运动如太极拳、八段锦等都是身体整体和四肢的均衡运动，侧重于"精、气、神"的锻炼培养。从西方传过来的体育项目如打球等，侧重于肌肉的锻炼，而且都是身体单侧的不平衡运动。不论你是左撇子还是右撇子，一侧身体的长期运动，会导致身体两侧的气血失衡，引起脊柱侧弯、椎体滑脱，对颈椎、腰椎都是非常不利的。

另外，打球的后果只能是使你运动的一侧肢体越来越强，而另外一侧则会越来越弱，使你有力量的一侧肢体更有利了，而同时，另外一边无力的肢体更加无力了。时间越长，两边肢体的差距就会越来越大，年轻的时候不觉得，年龄大了可能会引起中风偏瘫、半身不遂。现在颈椎病、腰椎病，中风偏瘫患者为什么越来越多呢？和这个不无关系。

## 9. 运动大量出汗对身体有什么影响？

答：出汗太多本身就是病态。不运动出汗太多要及时医治。运动、洗桑拿出汗太多，会损耗身体，引起多种疾病。

"汗血同源"，水和津液是血液的组成部分，大量出汗势必造成血液里面水分的丧失，出汗太多则伤津液、伤精血。出汗太多，刚开始损耗了津液精血，时间久了还会"伤阳"，耗伤人体的阳气，适度运动身体会发热，如果多度运动出汗过多，则会浑身发冷，就是因为伤了阳气的缘故。

有些患者常年四季坚持锻炼，到头来发现自己的身体越来越虚弱，出汗不止、疲乏无力、头晕，体能下降，身体不但没有好转，反而不如一些经常不运动的人，原因就在这里。

**男性运动量过大，出汗过多，会引起肾精亏虚，导致性生活**

质量下降，精子质量下降。年轻女性运动量过大，出汗过多，会损耗阴血，引起月经量越来越少，甚至闭经。

练习瑜伽、跳舞的女性，就诊这类疾病的都比较多，这是因为在密闭的房间内锻炼，大汗淋漓，出汗太多导致血液内"津液"丧失的缘故。

出汗太多，还会招风，导致"风邪"的入侵。轻则面瘫，口眼歪斜，重则脑梗、脑出血，半身不遂。"虚邪贼风，避之有时"，不论是养生、治病，都要从这些生活细节做起。

## 10. 哪些人适合泡脚？哪些人不适合泡脚？

答："四肢为诸阳之末"，是人体的阴阳气交接的地方。脚上有六条经络和几十个穴位，泡脚可以祛寒、促进血液循环，睡前泡脚可以促进睡眠。

泡脚和针灸的机理有类似之处，百会可以提阳气上行，涌泉可以引气血下行。脚在人体的下部，泡脚可以引气血下行，这就跟脚心贴敷吴茱引火下行的道理是一样的。

因此，失眠、头面部容易上火、高血压、月经推迟、月经量少、痛经等患者，可以泡脚。月经提前、月经量多，甚至崩漏、月经淋漓，持续出血不止的患者是不能泡脚的，泡脚促进血液循环，会导致出血和病情加重。

泡脚的水温不宜过高，一般以不烫为宜。泡脚的时间不要太长，一般不要超过半个小时。适当泡脚有利气血循环，泡得太久了，会引起大量出汗，反而耗伤阴血。

糖尿病、静脉曲张不宜泡脚过久，以免引起溃疡。

运动、泡脚、洗桑拿、泡温泉都要因人而异，不能过久。出汗太多、温热太过会损耗阴血，诱发和导致出血，这都是一样的道理。

## 11. 哪些人适合艾灸？哪些人不适合艾灸？

答：艾灸的作用是扶阳祛寒的，主要针对身体阳气不足、有寒湿的患者。艾灸可以疏通经络，活血化瘀，软坚散结，对寒湿痹症、腰腿关节酸痛、体内有阴性包块、女性宫寒痛经等病症，艾灸的效果都是很明显的。

但艾灸毕竟属于温热类的治疗方法，并非人人适宜。阴血亏虚、湿热内盛、肝火旺的患者，都是不适宜艾灸的。

能不能艾灸，可以自己先判断，是不是有上火的症状。艾灸助热上火，凡上火牙痛、扁桃体发炎、口舌生疮、眼干目赤、便秘、痔疮、大便出血、月经提前、月经量多、淋漓不尽等患者，都是不适合艾灸的。

失眠患者要慎用艾灸，尤其是阴虚、肝火引起的失眠，更要慎之又慎。曾经有个女性患者，艾灸后严重失眠，彻夜不眠，后来用中药滋阴降火调理两个多月方才治愈。

并非身体怕冷、手脚冰凉就一定是阳虚，就可以艾灸。好多患者畏寒怕冷其实只是表象，真正的原因可能是气机不畅，气郁，也可能是火热内郁，外寒内热，这种情况艾灸，只能起一时之效，发散宣通，艾灸过久，反增内热，引起病情加重。

月经提前、月经量多、淋漓不尽等患者，以及有出血症状的患者，是禁忌艾灸的，艾灸增热活血，会加重出血。先是引起月经量多，之后阴血耗伤，透支身体，会引起提前闭经。

由于艾灸的温通作用，可以暂时缓解病痛，尤其得到好多女性的喜爱。岂不知现代人多内热体质，寒邪容易祛除，热邪最难除掉，危害更大。不能为了一时舒服，取一时之效，搞坏了身体。能否艾灸，一定要遵从医嘱。

## 12. 为什么说"中医爱好者"的病比较难治?

答：以我多年的临床实践，农村人的病比城里人的好治，老年人的病比年轻人的好治，对医生依从性高的人比自以为是的人好治。多疑、敏感、娇气、自以为是，和有些所谓的"中医爱好者"的病就比较难治，这是为什么呢?

"谬误本身比无知更可怕"！医学是个专业性很强的学科，专业医生临证一辈子，即使这样仍难免有所疏漏，而好多中医爱好者就简单看了几本方书，背了几段《伤寒论》和《黄帝内经》条文，似是而非，似懂非懂，就夸夸其谈，以为天下无病可治！

有些爱好者空有一腔激情，但因为没有带教，没掌握正确的学习方法，以至于误入歧途。把深奥的中医理论机械化、简单化，喜欢相信一些神乎其神、非常玄奥的东西，自以为是。

有些对医生的处方妄加评判，每次看病要同时找几个医生看，以身试医，自己比较处方的"优劣"，把自己置于"裁判"而不是患者的位置。

有些不分辨身体情况，自己练某某功法，结果练得经络气血运行逆乱，出现头痛、失眠、腹胀、大小便异常等。

甚至还有些爱好者自己逞能，率性大胆为之，给自己和家人开药治病，把自己和家人当作学习的试验品。

曾诊治一位"中医爱好者"，就诊时夸夸其谈，说他就诊某中医，问自己的病对应于《伤寒论》的哪一个条文，对方回答不上来。以死的教条来套活人的病情，这本身就是思想拘执的表现！也正是这位"中医爱好者"，拿自己母亲"做实验"，阴虚体质给做艾灸，不但烫出了满身的疤痕，而且虚火上行，患上了严重的眼睛疾病，差点就双目失明了！

古代文人雅士对医学多有所涉及，大文豪苏东坡称得上自古以来最大的中医爱好者，可就是这位大文豪，在自己暴受风寒之后不找专业医生治疗，自己随意用药，结果药物用错，死于自己之手。

医生是个专业性很强的职业，不经过从理论到实践的多年磨练，不经过跟师带教，是不能够担当得起这个重任的。中医爱好者应该给自己做好定位，不可行孟浪草率之事，害人害己！

## 13. 患者该如何配合医生？关于就医的几点建议

**第一、安排好时间，预约就诊。**

在看医生之前把病情梳理一遍，尽量用简短的语言给医生叙述明白。久病患者最好先把病情整理一下，写个要点。比较隐私的病情当面不好说，可以提前写在纸条上，到时候递交给医生。提供的资料越全面越有利于诊断治疗。

年轻的女性患者，一定要记准月经时间。医生给女性看病，最害怕的就是记不住月经时间的患者。脑子记不住，可以记在手机上，候诊的时候提前回忆一下。在月经的不同时间，用药都有不同，记不住月经时间，会直接影响到处方用药。

**第二、对医生要坦诚、信任。**

不论找哪位医生诊治，在就诊前就了解清楚，既然选择了医生，就"既来之，则安之。"不能一边诊治，一边表现出对医生的不信任。这个医生你不信任，完全可以换一个你觉着值得信赖的医生，没必要给医生和自己都制造难题。

不要以身试医，以脉诊来试探医生。中医四诊"望、闻、问、切"是一个整体，只有全面掌握了病情，才能对证下药。没有一诊脉就把你全身所有病情都洞察秋毫的神医，试探医生或者隐瞒病情，最终吃亏的是你自己。

不要拿百度到的一知半解质疑医生，治病最忌讳的就是过于多疑、敏感，甚至有些神经质的患者。还没怎么治病呢，给医生的感觉是这个患者特别难缠，干扰了正常的医疗秩序。本来是可以解决的问题，但由于医患之间的不信任而中断了治疗，最终给双方都留下了遗憾。

## 第三、注意对比治疗前后的身体变化，客观反馈治疗效果。

患者要注意自己观察治疗前后的身体变化，哪些好转了？哪些没有好转？有没有要补充的？复诊时当面告诉医生。不能在复诊的时候一脸茫然，一问三不知，影响医生制定下一步的治疗方案。

要客观反馈治疗效果，不能夸大病情。有些患者以为给医生说得严重点，医生才会重视自己，"下猛药"，明明有效果，却说"没有一点效果"，医生改变治疗方案之后又说："上次的效果好，这次不如上次"，让医师无所适从。

## 第四、谨遵医嘱就是对医生最好的配合。

在客观陈述完病情，医生制定了治疗方案之后，患者需要做的就是注意忌口，生活规律，劳逸结合，谨遵医嘱就是最好的配合。

治病要有"空杯"心态，要学会"难得糊涂"，把心放下，顺其自然，跟着医生的思路走。不要想当然，为了所谓的"配合"，自己胡乱再去吃什么养生食疗，在饮食上刻意去多吃什么，自己去做什么功法运动锻炼，自己去艾灸、去推背、刮痧等等，这样反而把问题复杂化了。

老子提倡"无为而治"、"无为而有为"，患者在治病过程中要平淡自然。该吃吃，该喝喝，走走路，散散步，把自己交给医生，保持心情舒畅。《黄帝内经》说："恬淡虚无，真气从之，精神内守，病安从来。"就是这个道理。

# 二、与初学者谈如何学习中医

经常会收到医学院校学生和初涉临床医生的来信，请教如何学习中医的问题。现就我自己多年临床和带教学生过程中的一些心得体会，和大家分享。

## 1. 学医须慎

首先我认为要慎重选择从事医生这个职业！一方面是由于医学本身，另外一方面是由于目前的学医和行医环境使然。

**"夫医乃人之司命，非志士而莫为！"** 这是我 20 年前初涉中医，在《针灸学》教材封皮上写的警语，我非常欣赏和认同古人的这句话，20 年来一直把他当作对自己的警示和鞭策。医生这个行业的艰辛，不是医生本人或者医生家属，外人是很难想象得到的！

"学医是苦行！"学医不能凭一时的冲动，若不下苦功夫，是学不好医的！

医学是理论最为复杂的学科之一，医生是风险系数最高的职业之一，不经过系统、正规的学习培训，不经过一番艰苦卓绝的努力不能胜任。医学生至少需要在校学习 5 年，即使不读硕读博，至少还需要 5~10 年的临床历练才能接诊患者。

医学不仅是你的兴趣所在，不仅是你养家糊口的职业，更是你一生的事业。选择了学医，就意味着你永远有读不完的书，有思考不尽的问题，有永远看不完的患者。有一天到晚没完没了的电话和微信。也意味着你的时间要全部交给医学，交给患者，你不能自由支配自己的作息时间。

对医生而言，每个患者都是一道题，你每天都在考试。你一生要尽可能多地答对这道题，治好患者，不出一丝一毫的差错。还有哪个行业可以和医学相比较？老师给学生把题讲错了怎么办？改过来。做生意赔了怎么办？从头再来。当医生把药开错了怎么办呢？人命关天，你没有改正的机会了！一个小小的失误，就有可能酿成惨痛的后果，甚至付出生命的代价！医学这个行当，太难了！

有感于此，清代名医叶天士，在世八十年，誉满大江南北，临终前仍然警戒他的儿子说："医可为而不可为，必天资敏悟，读万卷书，而后可借术济世。不然，鲜有不杀人者，是以药饵为刀刃也。吾死，子孙慎勿轻言医。""学医须慎"！这是一个对自己的言行极端负责的仁者之言。

从古及今，有哪一位名医可以做到一生把病都治好，而没有治不好的病呢？我相信这是不存在的。不论是华佗、张仲景还是孙思邈。能够尽可能多的治好病，不出大的差错，不发生事故，没有纠纷，临老的时候能够全身而退，就可以自我安慰，没有辜负这一生的辛苦了！不是要学佛、要修道吗？这就是学佛，这就是修道。

我在《和谐养生——中医不是传说》上篇第一部分《五行与五脏》结尾说道："人的一生，就是修炼自己，磨去你的棱角，使自身协调，与万物融和。"还好，我已经下过这个决心了。学医，是我一生的修炼和追求，我准备好了！

## 2. 学中医为什么这样难?

古人云："不为良相，即为良医"（一说此语出自三国诸葛亮，一说出自宋代名相范仲淹）。这句话既道出了儒家"达则兼济天下，穷则独善其身"，以及"修身、齐家、治国、平天下"的处世哲学，同时就个人素养而言，已然把"良医"和"良相"置于同一个层次水平，也从一个侧面反映了从医之难，非具备良相的胆略和学识不能成为治病救人的医者。

人是世界上最为复杂和精密的"机器"，每个人的病情又各不相同，不论是发病还是治病，都有许多不确定的因素在里面。这就要求从医之人要用"药王"孙思邈提出的高标准来努力提高自己，在理论上要"博极医源，精勤不倦"，在临证之时要"胆大、心小、行方、智圆"。"人命关天"，医学是和"人命"打交道的，和其他学问与行业不同，因此尤其需要"博学之、审问之、慎思之、明辨之、笃行之"。

正是由于这个原因，历代名医大多由儒入医。如"金元四大家"之一的朱丹溪，幼年熟读儒家经典，师从著名理学家许文懿，深得朱熹的理学精髓，30岁即已成为学识渊博的"东南大儒"。40岁时，因母患病，多方求医无效，乃发感叹："医者，儒家格物致知一事，养亲不可缺。"从此发奋攻读医学典籍。45岁时，虽已医名远扬，然尤感不足，获知名医刘完素的再传弟子罗知悌精于刘氏医学，旁及张从正、李东垣两家，遂不远万里，师从罗氏，从理论到实践始有了长足的进步。数年后返乡治病，"声誉顿著"，终成一代大医。

《黄帝内经》说："上医医国，中医医人，下医医病。"良相治国和良医治病有相同之处，就是要求二者都要具备较高的个人素质，要有胸怀全局的眼光和处理复杂事物的能力和技巧。"治病如打仗，用药如用兵"，医生虽然是治病的，但在古人的眼里，应该和名将良相一样，具备"文韬武略"，既有"泰山崩于眼前，其目不眩；猛虎追于身后，其步不乱"的坦然淡定，又有临证之时的随机应变、圆机活法。

**"认为一加一必须等于二"的人是无法理解和学习中医的。**中医是"辨证"的医学，辨证论治是中医的精髓。中医不仅仅是治病救人的技术，还是一门哲学、一门艺术。中医虽然诞生于古代，但它经过了我们祖先在千百年来的生产生活中的反复实践和验证，后来又和传统文化结合到一起，得到了理论上的升华，从而形成了世界医药史上独一无二的"珍宝"。

20世纪五六十年代是中医传承发展的黄金时代，在新中国第一代领导人的关注和倡导下，全国兴起了学习中医，用中草药、针灸治病的热潮，从而使在国民党统治时期几乎要被取缔的中医"星星之火"，终成"燎原之势"。那个年代，类似电影《红雨》里的"赤脚医生"，把健康送进了千家万户，使新中国的卫生保健工作受到了全世界的赞誉。或许也只有毛泽东这样的哲人，这样深邃的战略眼光，才能这样超前而深刻地洞见中医的精髓，把中医"捧"到了前所未有的历史高度！

学习中医是"知"的过程，临床实践是"行"的过程。在《实践论》中毛泽东指出："实践、认识、再实践、再认识，这种形式，循环往复以至无穷。"中医理论的形成和发展何尝不是实践—认识—实践，从感性认识上升到理性认识的过程。事物是矛盾的，但又是统一的，事物具有普遍性，又具有特殊性，矛盾有主要方面，又有次要方面。这在中医体现在：相同的疾病有共同的病机基础，但具体到每个患者又具有个体差异；临床治病时不能芝麻西瓜一起抓，要通过主诉找到病机的主要方面，即"抓主证"，运用不同的方法进行"辨证论治"。辨证论治是中医的精髓，如果能够把哲学理念应用到中医的理论学习和临床治病中去，将会获得极大的灵感，效果斐然。

　　"只见树木，不见森林"的人是无法理解和学习中医的。中医是宏观的医学，中医注重整体，和西医从微观视野研究人体不同。人是"自然之子"，是天地"交媾"的产物。研究人，必须把人置于"天"、"地"这个大环境下。人是社会的一个组成部分，具有社会属性，不是任何没有感情的机器。人自身也是一个有机的整体，人自身的五脏六腑与五官九窍、四肢皮毛都通过"经络"发生着千丝万缕的联系。认识和学习中医要有博大的胸襟和开阔的视野，尤其在今天传统文化的氛围缺失的大环境下更是如此。

　　科学巨匠钱学森是中医的铁杆粉丝，这和他学贯中西，一辈子坚持不懈地探索、研究系统论、整体论密不可分。当今中国的科学界，坚挺中医的不多，污蔑和攻击中医，甚至叫嚣要取缔中医的倒是大有人在，像近期和"实话实说"的小崔"辩论"转基因食品的方舟子就是一个极端典型的例子，这真是"无知者无畏"。

> 中医和西医本是两种认识方法不同的医学，各有所长，没有优劣之分。没有经过全面系统地学习，没有领悟到中医的精华之处，仅就一点微薄的所谓科普知识，就动辄以某一种医学作为标准去评判另外一种医学是否符合"科学"，这本身就不是科学的态度。

**学医难，还难在为医者要"上知天文，下知地理，中晓人事"**。一个高明的中医，不仅要像古代的"良相"、"名将"一样具备文韬武略，天文、地理要精熟于胸于外，还要"中晓人事"。什么是"人事"呢？"世事洞明即学问，人情练达即文章"。通俗地讲，"人事"就是要具备一定的社会经验，要懂得人情世故。

比如来了一个患者，一观察他是 A 型行为，说话粗暴、颐指气使，就应该给他指出来有发生中风偏瘫的可能性。女性患者就诊月经不调，前后时间经常错乱，就应该问她是否经常出差去外地，因为"飞来飞去"，会导致月经紊乱。夫妻就诊不孕不育症，大多阳虚宫寒的女性经常洗澡洗头、吃水果冷饮、喝牛奶等，一定要告知停掉，不然病是治不好的。有夫妻感情不和、性生活不和谐的，一定要告知夫妻谈心、找心理医生结合心理辅导、夫妻同调等，单纯靠药物治疗这些病症，效果都很有限。这既是临床经验，也是"中晓人事"。

**现代人学习中医，没有"师承"这种特殊的学习形式，丢失了很大的一块阵地**。医学是理论和实践紧密结合的一门学科，中医尤其如此，甚至有人说"中医是实践医学"。在古代，师傅带徒弟看病，跟诊抄方三年就可以出师了。在当下，中医药大学正规学习需要五年，再在医院实习磨炼三至五年，这样十年下来，仍然不会用传统中医辨证论治方法的大有人在。不读硕攻博还好，在校学习的时间越久，出来了越不会看病开方，成了一道奇观。

> 中医理论比较抽象，好多知识的理解需要口传心授才能深刻领悟，好多中医技能如把脉、针灸等需要手把手地带教、反复实践操作才能学会。

古代好多中医都是家传或者跟师学习，现代人学习中医，只看书本、死记硬背，在师承学习这方面严重缺失，慨叹中医难学也就成了理所当然的事情了。

现代人学习中医，没有传统文化的氛围，语言文字不过关，给全面、系统学习中医典籍带来了重重障碍。古人是典型的"东方思维"、"发散式思维"，学习中医需要"顿悟"，重在"明理"，万事万物都是相通的，因此要通过"取象比类"而"格物致知"。现代人受西方科学技术的影响，眼光比较局限，思维僵化和教条，属于"表格思维"、"点线式思维"，学习的目的主要在于背诵标准答案，应付考试，因此一到真正临床，一遇到病情复杂的病症，就茫然无绪，像"老虎吃天"一样无从下手了。

现代人学习中医，至今为止没有符合传统中医辨证思想的全面而系统的教科书，这一点对学生而言尤其令他们感到头痛！教科书对有些中医的基础理论阐述不清（如阴阳五行），有些基本

二、与初学者谈如何学习中医

理论有遗漏现象（如三焦、命门），有些观点互相抵触（如药性的认识），甚至有谬误存在（如经络）。教科书有较多似是而非之处，这让学生还如何学习？在现代教育的知识体系里面，像中医这样的情况，应该是绝无仅有。学生和医生要靠自己的摸索来学习和临床，知识要不断地在反复的实践中去修正，甚至有些瞎子摸象的感学，这个后果是可想而知的。

而造成这个后果的原因是多方面的。首先是古人在表述上本身就有许多含混不清之处，现代人再要把它翻译过来自然就会有所偏差，不能够较为准确地理解和表达古人的本意。古人用词简练，但有时太过于简练，令现代人不知所指。有些知识对古人而言应该类似于常识之类的，但对现代人而言就是很大的疑惑了。古人比较保守，有些知识仅限于口传心授，并不会写在书上，甚至只给家人和徒弟传授，致使有些医学精华已经失传。古人崇古尊经，对前人从不敢轻易否定，即使前人有错误的地方仍然不敢指出来，导致中医的根本理论几千年来没有本质的突破，难以创新和发展。古代医家门派林立，互相攻讦诋毁，不能团结一致互相学习，令现代人无所适从。

中国传统文化的优点较多地体现在中医学上，使它在千百年来的发展过程中能够兼收并蓄，吸收儒家、道家、佛家文化的精华之处，充实自己，因此即使在科学技术高度发达的现代社会，中医仍然在治疗许多疑难重症方面，发挥着重要的、不可替代的作用。**但传统文化中的一些糟粕，对中医学的负面影响也是显而易见的，这主要表现为"含混、不精确、轻视逻辑、狭隘、迷信、保守"等各个方面。中国人自身的"劣根性"，也长期影响和滞后了中医的传承和发展。**

学医难，行医难，面对现状，我们不必怨天尤人。在做好自己本职工作、尽可能多地治病救人的基础上，尽自己一份力，尽可能多地帮助初学者，指导他们尽快完成从理论到临床实践的过渡。不要什么豪言壮语，行动本身就已经说明，这是为传承和发展中医贡献自己的力量。**致力于师承中医，为新时代中医的传承和发展探索一条较为科学、可行的出路，是历史赋予我们这一代中医的使命，我们必将不辱使命。**

## 3. 分析初学者学习中医具有典型性的几个问题

在带教学员的过程中，我发现初学者目前存在的问题实在太多，主要集中表现在以下几方面：基础不牢，眼高手低，好高骛远，思维僵化。

**基础不牢：**基本的药性不懂（如风药的基本用法），常用的方剂没有记熟（如四逆散），穴位找不准位置（如阳陵泉），没有下功夫认真学习教材（如中医内科和妇科），基本理论和概念不过关（如阴阳五行、藏象经络），追求形式上的东西，花里胡哨（如熟读经典原文，但不知道含义）。因此跟诊临床的时候往往对于老师的讲解不能理解，跟不上节奏。

**眼高手低：**说起来天花乱坠，好像什么都知道一样，盲目自负，一动手操作就错。写病历抓不住要点，不全面，该问的没有问到，重点项目经常遗漏。如主诉不写发病时间（了解病程久暂），不问口渴（了解体内津液存亡和用药的重要指证），不问睡眠情况（中医人体健康的十大标志之一），甚至女性不问末次月经时间。把脉找不准寸关尺的准确位置，不会进针，不会推拿，不会耳穴疗法，不会拔罐，轻视中医外治以及其他治疗手段。

**好高骛远**：基本理论不过关，读书读不进去。今天听人说这本书好，读了几页读不进去，明天听人说那本书不错，读了几页又扔到墙角。不能把握"泛读"和"精读"的关系，盲目贪多，一本书没有读精，十本书当然读不懂，每本书读几页，大多泛泛而过，不知所云。不重视眼底下的知识，不重视老师的经验，带着犹豫不决、半信半疑的心态来学习，"视而不见"、"听而不闻"，盲目追求"神术"、"秘方"、"速成"，到头来到底是"墙上芦苇头重脚轻根底浅，山间竹笋嘴尖皮厚腹中空"了！

**思维僵化**：用学习西医和数理化的思维方式学习中医，习惯在大脑里"打表格、画线条"，执着于"一加一等于二"，应付考试可以，一接触实际病历死搬硬套，阵脚全乱。没有整体观，"只见树木，不见森林"，过于追求细节，不能胸怀全局，"捡了芝麻，丢了西瓜"。不会辨证，经常提出类似外行和患者的问题："老师，某某病用什么方子"？以死的方剂应对活人的病情。不会梳理病情，抓不住头绪，没有重点，丢掉了中医理论的核心和精髓"辨证论治"。不知道太极是生命的本质，不会运用"太极思维"，不知道"多因一果"和"一因多果"，认识不到人体生理病理的复杂性，把阴虚、阳虚、寒热、虚实绝对化地理解，不会加减化裁方剂，不会寒热并用，刚柔相济，攻补兼施。

不认真对待和努力克服以上问题，要学好中医是非常困难的，到头来垂垂老矣，虚度年华，一事无成！

## 4. 如何学好中医？我的几点建议。

针对初学者存在的问题，我认为应该从以下几个方面入手，全面提升，从而完成从理论到临床的过渡，早日成为一名较为合格的中医。

**第一、全面系统地学习中医教材，通读教材，在全面理解的基础上，重要的知识点必须熟悉、记下来，这是"知常达变"的前提。**

毋庸讳言，教材确实有一些局限性，甚至有谬误之处，但就中医理论体系的完整性和规范性而言，至目前为止，还没有能够完全替代教材的书籍出现。自古以来的中医书籍，除了《黄帝内经》《伤寒论》《神农本草经》和《温病条辨》等经典著作以外，还有中医各家学派的著作，中医书籍汗牛充栋，如果没有重点的盲目去读，一辈子也读不完。而且，古文语句晦涩，没有通过学习教材对基本理论的了解和掌握，没有一定的语言文字功底，一般初学者是不容易读懂中医古籍的。

> 在历代中医古籍中，绝大多数是医家的个人著述，有医家的个人认识和经验在里面，既然是个人经验的东西，就难免不会出错。在有些中医古籍里，还有一些玄虚、甚至封建迷信的成分在里面，如果没有一定的分辨能力，盲目学习，一概"通吃"，难免会走上极端，走向岔道。

而通过对教材的系统学习，掌握基本理论，增强辨别能力，就可以尽最大可能避免这些问题的出现。

　　有鉴于此，来我处学习的学员，我提前都要考核筛选，除了全面系统学习过中医教材，如：《中医基础理论》《诊断学》《中药学》《方剂学》《中医内科学》《中医妇科学》《解剖学》《针灸穴》《黄帝内经》《伤寒论》《金匮要略》《温病学》以及《中医各家学说》等外，还要熟悉至少300个中药药性，能够熟练处方200个方剂，能够准确指出100个常用穴位，具有最基本的医学常识。

> 　　学习教材是学习其"常"，跟师临证是学习实践应用，学习其"变"。如果没有坚实的理论基础，要达到知常达变、融会贯通是非常困难的。

　　例如：清胃散里面为什么要配当归？同样是治牙痛，泻黄散和清胃散有什么不同？其实这些问题教材里都有明确的答案。辨证论治是有一定的规律可循的，要带着基本的中医理论去辨证论治，而不是大脑一片茫然，什么都不懂，漫无边际地去辨证论治。

> 　　既要"胸有定见"，这个定见就是最基本的医学道理，如藏象经络以及最基本的方药必须熟悉，又要胸无定见，即大脑里面的条条框框不能太多，一切要从病症的实际情况出发，灵活辨证，而不是生搬硬套。

最基本的西医理论也应该学习和熟悉。中医也要与时俱进，中西医学是两个不同的医学体系，应该像钱学森老人提出的那样互相学习，而不是互相排斥。社会发展到今天，中医临床医生不懂一点西医，不了解现代医学的基本常识，是不可想象的。中医人不要墨守成规，要兼收并蓄，学习现代医学的知识，为我所用。只要不被西医的微观理论所局限、被西医的思维束缚住了手足就行，这样不但可以少犯错误，而且可以更好地提高自己的临床技能。

**第二、熟读各家学说，全面汲取营养，多条腿走路，"多管"齐下，避免"剑走偏锋"。**

好多学生对老师的思路和处方看不懂，这是读书太少，见识浅短的原因。在通读和熟悉教材的基础上，还应该尽量多读各家学说，并且尽最大可能读他们的原著。

就像传统文化的武术、书法、绘画等一样，中医有史以来就是分门别派的。在中医基础理论过关的前提下，继续学习中医各家学说，了解他们各自学术体系的渊源和特点，学习他们的临床经验，是能够较快地从理论过渡到临床的捷径。

行医的一生，就是一边读书一边临证的一生。在我读过的书籍里面，除了四大经典著作以外，还有《注解伤寒论》《金元四大医学家名著丛书》《阴证略例》《医学纲目》《医学入门》《张氏医通》《景岳全书》《古今名医荟萃》《医述》《傅青主女科》《小儿药证直诀》《针灸大成》《古今药方纵横》《古今名医方论》《医学三字经》《辨证奇闻》《医家秘奥》《医法圆通》《医理真

二、与初学者谈如何学习中医

传》，以及《唯物论的系统医学》《头针疗法》《耳针疗法》《脉法精粹》等书籍，都给我带来了深刻的影响。此外，还有各个医学名家的医案，也是应该经常研读的。

现在的书籍都很贵，而大多中医古籍都是需要放置案头经常研读的，这样才"可圈可点"，经常到图书馆借阅有许多局限之处。但即使把经常需要学习的中医古籍购置一部分，也需要万元之多，对学生而言已是一笔昂贵的开支和不小的经济负担了。学医之难！

中医的特点是辨证论治，但后世医家能像"医圣"张仲景那样全面、精妙地辨治外感和内伤杂症的确实不多。每个学派都有自身的长处，如"金元四大家"的刘、张、李、朱，以及后世擅长温补的张景岳、温病学派的叶天士等，都各有所长，我们都应该学习。

但同时他们也都有自身的不足，如李东垣用药偏于升举，朱丹溪则偏于润降，这些都是我们在学习和应用的过程中应该注意鉴别和避免的地方。

学问之道在于"由博返约"、"由约返博"。非博大不能精深，在一种治法、一个方剂运用熟练之后，还应该开阔视野，不应仅限于此，不能就此满足。多学习一家学说，多掌握一种方法，就等于多一条腿走路，从而在临证之际从容不迫，胸有成竹，取舍有度。

学习掌握的各家学说越多，就能够更加健全我们的知识体系，在临证之际就能够更加全面、多角度地看待问题，这就跟"练功"一样，避免"出偏"和"剑走偏锋"。

医生在给患者治病的时候最忌"犯犟"，就是某某医生说他一生喜爱某某方，他就喜欢不论遇到什么样的病证都是某某方，这就是"犯犟"！不可否认，我们有些名老中医终生喜爱某一个方剂，通过不同的加减变化来治疗内、妇、外、儿各科杂症（最典型的如一生治病擅长使用小柴胡汤的"小柴胡汤先生"），但这是相对的，不是绝对的。

再好的方子，终归是个死方子，不可能治愈所有的疾病，这个道理是显而易见的。即使是擅长使用某一个方子，具体使用之时仍然需要根据病情进行一番加减化裁，以求最大可能地符合病情。

在中医临床中最忌讳"守死方治活病"，最忌讳一辈子行医都是固定的套路，甚至一辈子用一个方子来应对千变万化的病情。坚持用一个方子治疗所有的疾病，不仅仅是犯犟的问题，还是思维僵化、迂腐、拘执，甚至是对患者不负责任的表现。

**第三、初步跟师临床，学习临证思维，"中晓人事"。**

在基本理论过关的前提下，就可以跟师临床了。跟师学习是从理论过渡到临床的必由之路，也是尽快掌握实践技能的捷径。

没有哪个人是"生而知之"的。中医是一门特殊的学科，理论和实践密切相连，不通过跟师学习，而要达到独立接诊实在是难乎其难！历代中医大多都有师承或者家传，史载清代名医叶天士"转投十七师而成名医"，以叶天士的天资聪颖、过于常人，尚且要不断地遍访名师，何况我们这些普通人呢？由此可见跟师的重要性了！

学习中医需要"顿悟"和"意会"，中医的好多理论和技能，单靠文字描述很难做到完整和准确，因此古人学医更侧重于"口传心授"。如果没有跟师临证之际的"点拨"和启发，单纯靠自己死读书、"闭门造车"，要获得正确的认知还是很难的，有可能要走许多弯路，甚至误入歧途。

学习中医思维最重要，跟师临证首先学习的是思维，学习老师如何通过梳理复杂的病情，从而制定出切实可行的治疗方案。跟诊的过程，也就是把书本上的理论初步转化为临床实践的过程，是由"知"到"行"的过程。由于受社会环境的影响，传统文化氛围的缺失，现在人学习中医仍然习惯于逻辑思维，对于学习中医独有的意象思维实在是过于生疏。跟师学习时带教老师看似漫不经心的一句话、一个肢体语言都可以瞬间解除你的迷惘和疑惑。

中医独有的诊疗方法如"望、闻、问、切"等，只有通过跟师临证，才能获得较为确切的认知。尤其是诊脉和针灸技能，甚至需要带教老师手把手地去教才能学会。

好多学生不会把脉，不会描述脉象，更谈不上通过脉象分析病症的寒热虚实，这就需要带教时通过一些较为典型的脉象，让学生上手、把脉，反复体验，反复领悟，从而对脉象逐渐形成一个较为清晰的认识，这样就把抽象的脉诊形象化了。

还有针灸，"运用之妙，存乎一心"，补泻手法往往就在一瞬间完成的，不点就不能破，如果不是老师刻意点破，单纯靠自己去看，反复再三地看也看不明白。学习中医，没有老师的指导是很难想象的。

> 跟诊学习应处处留心，处处皆学问，切忌"视而不见"、"充耳不闻"。

好多学生不理解老师的一片良苦用心，把反复强调的知识点和关键之处往往忽视了，实在可惜。初涉中医临床，除了基本理论不扎实、实践技能不熟练以外，不会和患者沟通交流，无法获知全面而准确的病情（有些患者轻视年轻医生不愿陈述病情），和患者面对面心里就犯怵，因此要懂得如何和患者打交道，这也是跟师学习的一个重点所在。

中医治病，首在"治神"，尤其是面对一些达官贵人，或者一些较为强势的患者时，医生的话他全都当了耳边风，我行我素，天马行空，不遵医嘱，你如何给他"治神"?! 所以古人说学习中医，要"上知天文，下知地理，中晓人事"。

**跟师临证，一方面是学习医术，一方面也是在学习"人事"。**

在临证的过程中开阔知识面，增加对社会、对人性的全面认识，对于医生这个职业而言，是非常重要的。

**第四、常读医案，模拟练习，举一反三。**

孙曼之老师首倡学习医案的重要性。他说："古人是如何看病的，在看病之时是如何思维的？这个过程今天已不可得！但我们可以从对古人的医案学习中，来了解和获知古人的思维方法"。因此，孙老师特别强调学习医案的重要性。他给初涉临床的学员推荐了以下几本医案，应该反复研读：《古今医案按》《寓意草医案》《朱丹溪医案评析》《内科摘要医案评析》《叶天士医案评析》《谢映庐医案评析》等。

中医临床学习医案，犹如学习书法要临摹字帖一样，需要细心品读、反复模拟演练，久而久之，自能渐入佳境，触类旁通。

一方面学习带教老师的医案，可以在临证和记录医案的过程中，学习老师的思路，把书本上的理论运用到实践中去。因为是每天面对真实的患者，因此这样的学习最具有启发意义。另外，应该有计划地、系统地学习古代名医和各个派别的医家医案。除了孙老师推荐的以外，如《金元明清名医类案》以及近现代名医如张锡纯、曹颖甫、蒲辅周、赵绍琴、黄竹斋、米伯让、范中林等的医案都颇有可观之处，值得深入学习。

中医临证之际需要灵感，学习医案就是获得灵感的源泉。每个患者都是一道题，学习前人医案就等于为解决这道难题开阔了一种思路，提供了一把钥匙。

对于一些比较有典型性、代表性的医案，应该反复研读、玩味，揣摩古人思路和选方用药的精妙之处，这样，假设日后临证遇到类似的病情，将会得到非常重要的启发。名家医案不是记流水账，往往只是选取最为精当之处记录下来，启发后学，不能因为文字简短而忽视它，对于古人的良苦用心，我们要深入体会。

学习医案要经常模拟演练，要有假设对象，就好像两军对垒要沙场演练一样。但模拟不等于照猫画虎，生搬硬套，这样就失去了医案学习的意义了。要重点学习其思路和方法，而不是具体用什么方药。每个名家的医案都有可取之处，但同时也有个人经验或者思维定势，有个人的用药习惯在里面，这是需要我们鉴别和灵活变通之处。

**第五、从针灸、耳疗、推拿等入手，由"器"入"道"。**

我一直主张"欲学中医，先学针灸；欲学针灸，先学耳疗"。结合自己学医、行医二十多年的经历，以及近年来带教学生的心得体会，我认为这是一条较为可取的学医之路，它体现了由简单到复杂的学习过程，也是逐渐培养中医思维，由"器"入"道"的过程。

"形而上者谓之道"，"形而下者谓之器"，中医不仅是一门可以治病的医术，是"器"，中医还是一门哲学、一门艺术，是"道"。学习中医要从"器"入手，但要有达到"入道"的目标和要求，这样才能学好中医。

对"医道"的认知是需要时间的，单纯就技术层面而言，"医技"是可以在较短时间内初步掌握的。从针灸、耳疗、推拿等入手学习中医，是一条从理论学习过渡到临床实践的捷径。初学者学习中医之所以困难，就在于不会用中医特有的思维方法——"取象比类"。而通过耳穴疗法、针灸、推拿等这些相对而言较为简单、容易上手的治疗方法的学习，一方面可以很快进入临床，增强动手能力，接触患者，学会和患者沟通交流，"中晓人事"，另外一方面，可以在实践操作的过程中重新认识和验证中医的生理、病理，修正和增强对理论的认知、领悟，转变和提高自己的思维能力。

俗话说："一针、二灸、三吃药"。古代中医治病，针药相辅相成，疗效卓著，针药本来就是不分家的。像"医圣"张仲景、"药王"孙思邈以及"金元四大家"之一的李东垣，在临证之际都很擅长使用针灸。

现代的中医教育和医疗体制，把针灸和用药分为独立的专业和科室，这是不符合中医自身特点的，既不利于培养人才，也不利于患者就医治疗，人为地给中医的传承和治病设置了重重障碍。

在当代社会，单纯依靠三个手指，只通过把脉就可以"定乾坤"的老中医越来越少了。新一代的年轻中医如何能够快速成长起来，获得患者的认可，这是我们不得不面临的一个现实问题。医学类学生都很辛苦，学制很长，在这个较为漫长的过程中，不但要学习，还要吃饭，不能依赖父母太多。那么在学习和从事针灸、推拿的过程中，自食其力，获得生活来源，同时再精进医术，是一个不错的选择。

好多人把耳穴疗法都忽视了，认为这是"雕虫小技"，其实不然！"麻雀虽小，五脏俱全"，小小的耳朵涵盖了丰富的中医理论和人体信息。为什么耳朵是个倒立的人体（而不是直立）？为什么单纯看耳朵就可以看出许多疾病？为什么耳穴疗法治疗疼痛性的病症疗效迅速，立竿见影？为什么耳穴侧重于治疗内分泌紊乱、神经衰弱以及骨关节、妇科疾病呢？把这些问题都搞清楚了，也就把学过的中医理论学活学通了，为下一步学习针灸、方药打好了基础。

脉诊需要较长时间的学习、体验和领悟，初学者在脉诊不熟练的情况下，如何较为直观地把握病症的阴阳、表里、寒热、虚实呢？中医理论认为："有诸内者必形诸外"。在推拿、揉腹的过程中，通过观察患者肌肉的盛衰、皮下筋结、阳性反应点，以及其他与病症相关的异常现象，就可以对病性得出一个大致的判断，从而弥补脉诊的缺陷和不足。同时，还可以通过这些阳性体征，反过来再反复把脉，学习和验证脉诊，提高自己的脉诊技巧和思辨能力。

　　诊患者右手脉时，初按整体显示软弱的脉象，似乎患者气虚，可以用补中益气汤来加减，但久按重按后发现，右关脉出现滑脉，尺脉滞涩不畅，那么这种情况是否还能用补中益气汤呢？下不了决断。这个时候可以结合腹诊，按压患者的胃腹部位，在中脘穴和天枢穴、大横穴处发现很明显的皮下结节，而且通过望诊发现，患者大腹便便，肌肉松软无力，这也是气虚的表现，再详细问诊，患者的大便不畅，数日大便一次，有些便秘。综合以上信息，就可以得出患者属于虚中有实，气虚痰湿，脾不能升，胃不能降所致，因此处方用补中益气汤加半夏、杏仁、枳实等，这样就做到了脉、症与方、药相符，疗效可观。

脉诊是学习中医很大的一个内容，需要花费较大的精力，我将在以后就这个题目进行专门论述，供大家学习参考。

## 第六、在这个世界上没有"神医"，要"活到老，学到老"！

没有人是生而知之的。从古到今，也没有哪个名医是不经过一番艰苦卓绝地努力就能够轻而易举地做到。**在这个世界上没有"神术"、"神方"、"神医"，没有把患者瞄一眼，把脉三秒钟，简单开几味草药就可以起人生死的"神医"。**学医之人最忌轻浮，不要让神话和传说蒙蔽了你的心智，一定要断除这些盲目崇拜和不切合实际的幼稚想法，要老老实实、踏踏实实地去学医和行医。

学习中医是一个较为漫长的过程，在学医之初即不能有一蹴而就的想法和认识。中医是一门理论和实践高度结合的学科，与其他行业不同，它更要求从医者要通过不断地"实践、认识、再实践、再认识，这种形式，循环往复以至无穷"。"活到老，学到老"，行医之人要把这句话贯穿于学医、行医的整个过程，要用自己的一生去践行它。

学习中医没有捷径。在学医的过程中，应该多读书、多思考、多总结，多选一些课题进行专门学习研究，这个方法是不能舍弃的。我倾向于培养学生独立思考的能力，告诉他们学习方法，而不是轻易地告诉他"答案"。所谓"不愤不启，不悱不发，举一隅不以三隅反，则不复也"，就是这个道理。

我常对学生说："学习中医没有固定的答案和所谓标准答案"。以上仅就我学医、行医二十多年的一些心得体会和大家分享。学医的路千万条，学习方法当然也不是唯一和固定的。"因材施教"是最好的教学方法，每个人也应该结合自身情况，找到最适合自己的学习方法，取得事半功倍的效果。如果以上所述，能给初学者提供一些借鉴，我心足矣！

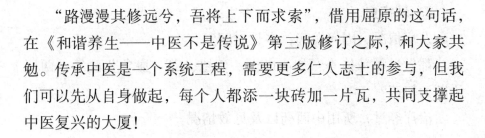

"路漫漫其修远兮，吾将上下而求索"，借用屈原的这句话，在《和谐养生——中医不是传说》第三版修订之际，和大家共勉。传承中医是一个系统工程，需要更多仁人志士的参与，但我们可以先从自身做起，每个人都添一块砖加一片瓦，共同支撑起中医复兴的大厦！

# 三、简明实用问诊单

### 1. 一般情况
姓名：　　性别：　　年龄：　　职业：　　婚育：
身高：　　体重：　　胖瘦：　　五官面色：（黄、白、红、黑等）
籍贯：　　联系方式：

### 2. 主诉
即因何就诊，感觉最不舒服的部位和不适症状，持续时间
（如：左侧头痛三日）
主要症状的特点（哪些条件可使症情加重或减轻？相关伴随
症状）

### 3. 现病史
发病情况，因何发病，多长时间？
都做过哪种检查？如心电图、B超、CT、血象化验等，西医
诊断为何病？
治疗经过，所用中西药以及见效情况。

### 4. 既往史
以前患过哪种疾病？
家族史或遗传史：家族遗传有什么疾病？父母姊妹的患病情况。
个人嗜好：如嗜烟酒、甜食等。
性格喜恶：内向、外向、暴躁、性急、生气等。

### 5. 中医四诊情况

舌苔：舌质颜色、性状？舌苔薄厚、苔色？（需要专业人士指导下辨认）

脉象：最简单的脉搏次数可以自己数一数每分钟多少次？

口干否？饮水多少？

饮食：饭量大小？喜嗜何物？胃是否不舒服？

大小便：每日次数、多少、稀稠、颜色？有无不舒服的感觉？

睡眠情况：失眠？多梦？嗜睡？

头痛、头晕？

胸闷、心悸、气短与否？

颈椎腰椎？四肢酸困疼痛怕冷？

皮肤：颜色？肿胀？疔疖？发痒？干燥？脱屑？

寒热：有无感冒？是否有发冷发热的感觉？畏寒或是发热？热多还是寒多？

出汗：部位？时间早晚？量多少？手心足心出汗否？发烧否？

### 6. 女性还有以下几条

月经：周期？末次月经时间？经量多少？有无血块？痛经？

白带：有无？多少？白、黄、腥臭？

外阴：有无瘙痒？

胎产：有无经历胎产？孕几产几？有无流产？

乳房：胀痛？结节？

好了，一个简单实用明了，富有中医特色的问诊单完成了，填好后就可以就诊了。特殊病情，请在医生提示下继续补充有关情况。

祝您早日康复！

# 四、五行人自测表

| 类型 | 外形特征 | 性情优点 | 不足或缺陷 | 易生疾病 | 人物代表 |
|---|---|---|---|---|---|
| 木行人 | 面青体长，头小，肩背较宽，腰身挺直，手足灵活，举止潇洒。女性婀娜多姿，亭亭玉立，男性可为美男子 | 有仁慈、恻隐之心，为人义气、慷慨，乐于助人，活泼、积极上进。胆子较大，做事有魄力 | 容易躁怒，虽然有能力，容易成功，但也容易偏激，把事情做坏。木太旺会给人以嚣张、目中无人的印象；木气不足则谨小慎微，胆小如鼠 | 木对应的是肝胆，气大伤身，肝火太大容易患中风；肝气郁结则爱生闷气，郁郁寡欢。容易患目疾、颈椎病、偏头痛、乳腺增生、内分泌失调、痛经、子宫肌瘤等病症 | 《三国演义》里的姜维死后被人把身体剖开，发现他"胆囊很大"。陈晓旭为木郁之人，费翔、林志玲都是木行人的代表 |
| 火行人 | 红脸，脸型较圆，下宽上尖，胸肩较宽，身体壮实，手足较小 | 积极上进，热情坦诚，谦恭有礼，富有冒险精神，勇于革新，仗义疏财，精力充沛，有领导才能，适宜做某方面的领导。性情急，语速快，富有鼓动性，适宜做演说家和从事小品演员、动作演员之类的职业 | 火太过则容易冲动，爱激动和感情用事。性情急躁，言语激进，逞强好胜，易惹是非。做事多变，缺乏耐心和韧性，常常有始无终 | 火太旺生命损耗较快，心脑血管容易受累，是心脏病的易发人群。火气不足，生命的活力会下降，如周幽王"烽火戏诸侯"的褒姒"千金难买一笑"，就是因为心脏火力不足，阴气太盛的缘故 | 功夫巨星李小龙水虚火盛，年仅32岁就灰飞烟灭了。《西游记》里的孙悟空火眼金睛，是火行人和金行人结合的典型 |
| 土行人 | 肤色较黄，五官饱满，鼻头圆钝，嘴唇宽厚，肩宽背厚，膀宽腰圆，脂肪饱满，腹部凸出，四肢粗壮，肌肉丰满 | 温柔敦厚，性情平和，音声重，不急躁。胸怀广阔，人缘好，富有亲和力；稳重，心地善良，喜做慈善事业；客观、现实，忠孝至诚，乐于奉献；有事业心和有组织能力，坚贞，讲求自我修养，不趋炎附势、弄权玩势 | 土气过重则性格内向，保守、迟钝，怕担风险，愚顽固执，缺乏想象力；土虚之人则优柔寡断，过于消极，不主动，容易坐失良机 | 土对应的是脾胃，土行人容易患胃肠方面的疾病，如胃痛、腹胀、腹泻、便秘以及肠胃功能紊乱等。土太多则聚湿生痰，容易发胖；土太少则气血不足，体虚乏力，瘦弱多病 | 朱总司令是土行人的典型，毛主席评价他"意志坚如铁，胸怀大如海"。思想家大多土虚，如孔子 |

| 类型 | 外形特征 | 性情优点 | 不足或缺陷 | 易生疾病 | 人物代表 |
|---|---|---|---|---|---|
| 金行人 | 面方而白，鼻直口阔，发际凸出，眉毛如剑，骨骼清秀，线条分明，骨节外露，关节突出，手脚较小，动作敏捷 | 个性刚烈，棱角分明，斩钉截铁，刚毅果断，不畏强暴，有很强的正义感。做事果断利落，雷厉风行，不拖泥带水。严而有威，独立，很适合做检察官。金行人易引人注目，容易出名，适合做教师、医生，在演艺圈发展 | 金气过盛则自我意识强烈，有暴力倾向，急躁、强悍、鲁莽、好斗。"眼睛里揉不进沙子"，"水至清则无鱼，人至察则无徒"，"过刚则易折"，金行人容易遭受挫折 | 金对应的是肺脏，金气不足肺气就会虚弱，免疫力低下，容易感冒，患咳嗽、胸闷气喘、鼻炎、咽炎等呼吸道的疾病。金气不足容易悲伤 | 不畏皇权的"包青天"是金行人的代表。《红楼梦》里的林黛玉金气不足，悲伤过度，死于肺痨。鲁迅先生也属于金行人 |
| 水行人 | 面色较黑，肩小，腰腹大，身体上长下短，腰身长而靠下，喜静不喜动 | 聪明，智慧，含蓄而不张扬，深谋远虑，一般在幕后出谋划策。水无常态，随势而变，水行人适应性强，不会吃亏。谦虚，妥协，调和，不坚定，灵活，敏感，具有说服力，适于劳心，不适于劳力 | 水太多容易泛滥成灾，奸诈，贪婪，诡计多端，为人反复无常；水太少则命薄如纸，一生体弱多病，做事很难成功。女人水多则淫荡，容易"红杏出墙" | 水对应的是肾脏，水太少则肾虚，容易患耳鸣、耳聋，失眠多梦，记忆力下降，腰痛，前列腺疾病，早泄阳痿，性功能障碍，不孕不育 | 历史上的一些谋臣如范蠡、刘伯温以及奸佞之人如高俅等都是明显的水行人。潘金莲一类的淫妇也是水行人。老子属于水行人 |

243

四、五行人自测表

# 作者感言

我愿做一头孺子牛，

吃着野草，挤出来晶莹纯净的奶汁；

我愿是野草，燃烧着自己，去温暖大地。

我用这本书回报含辛茹苦地供养了
两名"北大"学子和一名医师的母亲，
儿女希望您永远健康！